Die sieben Irrtümer der Männer

Das Buch

In den letzten dreißig Jahren hat sich das Verhältnis der Geschlechter zueinander gewandelt. Die Frauen haben sich – eine sehr positive Entwicklung – vehement zu Wort gemeldet und wollen ihre Ansprüche verwirklicht sehen. Die Männer hingegen haben sich erschreckend wenig mit sich selbst beschäftigt. Peter Lauster möchte das »Phänomen Mann« aus psychologischer Sicht erhellen. Er schreibt über den Mann, allerdings für Männer und Frauen, mit dem Ziel, Männer in ihrer Gefühlswelt besser verständlich zu machen. Frauen werden nach der Lektüre des Buches den Mann mit anderen Augen sehen: So wie er wirklich ist und nicht so, wie er aufgrund seiner oft falschen Einstellung zum Leben und zur Liebe erscheint.

Der Autor

Peter Lauster studierte Psychologie, Anthropologie und Kunst. Seit 1971 ist er in Köln freiberuflich mit eigener Praxis als Berater und Psychotherapeut tätig.
Bekannt wurde er 1980 mit dem Bestseller »Die Liebe«, der fünfzehn Jahre auf der Taschenbuchbestsellerliste stand. Seine Bücher erreichten eine deutschsprachige Auflage von 4,5 Millionen und wurden in zwanzig Sprachen übersetzt.

Internetadresse: www.peterlauster.de

In unserem Hause sind von Peter Lauster außerdem erschienen:
Ausbruch zur inneren Freiheit
Außen top innen Flop
Der Begabungstest
Berufswahl
Flügelschlag der Liebe
Geheimnisse der Liebe
Intelligenz
Lassen Sie sich nichts gefallen
Das Lauster Lebensbuch
Liebeskummer als Weg zur Reifung
Menschenkenntnis
Mentale Fitness für Berufserfolg und Karriere
Persönlichkeit
Selbstbewußtsein
Selbstfindung
SENSIS
Der Sinn des Lebens
Stärkung des Ich
Statussymbole
Das Wahrheitsspiel
Wege zur Gelassenheit

Peter Lauster

Die sieben Irrtümer der Männer

Der Mann muß zur Besinnung kommen

Econ Taschenbuch

Econ Taschenbücher erscheinen im Ullstein Taschenbuchverlag,
einem Unternehmen der Econ Ullstein List Verlag GmbH & Co. KG, München
5. Auflage 2002

Umschlagkonzept: Büro Meyer & Schmidt, München – Jorge Schmidt
Umschlaggestaltung: Bezaubernde GINI, München
Titelabbildung: Imagine, Hamburg
Druck und Bindearbeiten: Ebner & Spiegel, Ulm
Printed in Germany
ISBN 3-548-75020-6

»Der Tod ist weder dort noch hier,
er steht auf allen Pfaden.
Er ist in dir und ist in mir,
sobald wir das Leben verraten.«

Hermann Hesse

Inhalt

Vorwort

Es ist gut, daß sich in den letzten dreißig Jahren die Frauen mit sich und ihrer Beziehung zum Mann verstärkt, auch in zahlreichen Büchern, auseinandergesetzt haben. Deshalb ist es jetzt aber an der Zeit, ein Buch über die Psyche des Mannes zu schreiben, ein Buch allerdings, das den Mann keineswegs gegen die ›Frauenbewegung‹ in Schutz nehmen will.

Dieses Buch ist ein Buch für Männer, jedoch in dem Sinne, daß sie sich selbst besser begreifen lernen – und es ist kein Buch gegen die Frau.

Natürlich sind Mann und Frau als Menschen gleichwertig und sollten deshalb gleichberechtigt sein. Das soll hier nicht immer wieder betont werden, denn das ist selbstverständlich.

Das nur als Anmerkung, weil vielleicht bei manchen Leserinnen der Eindruck entstehen könnte, ich würde Partei für den Mann ergreifen, weil ich selbst ein Mann bin.

Ich schätze den Mann sehr, er ist ein wunderbares Wesen, und das Buch ist deshalb auch eine Hymne auf den Mann – wie er sein könnte. Der Mann bleibt meist weit unter seinen Möglichkeiten, er ist leider ein geängstigtes und gehetztes Wesen, voller Schuldgefühle und Verdrängungen. Ich möchte ihm mit meinem Buch helfen, zu sich selbst zu finden und dadurch freier und seelisch gesünder zu werden.

Die Frauen sollten bedenken: Ein seelisch kranker Mann ist viel gefährlicher, er ist zum Beispiel ein unterdrückter Unterdrücker, ein neurotischer Pantoffelheld, der viel Leid in die Welt bringt, auch über die Frauen, die geglaubt hatten, den Mann domestiziert zu haben. Das Buch appelliert deshalb an die Frauen, dem Mann dabei zu helfen, er selbst zu werden, mit allen unbequemen Konflikten, die dann offenbar werden können.

Peter Lauster

Einleitung

Das Thema hat sich mir geradezu aufgedrängt, weil die Klagen der Frauen über die Männer nicht abreißen und mir die Männer im persönlichen Gespräch einen hilflosen Eindruck machen, wenn sie ihre eigene Situation als Mann darstellen möchten. Gerade in den letzten Jahren wurde auf den Mann sehr ›eingedroschen‹ von den sich emanzipierenden, selbständigen Frauen, und wie mir scheint, hat ihm diese Kritik keineswegs geholfen, zu sich selbst zu finden.

Mir persönlich wurde der Mann als seelisches Wesen in den vergangenen Jahren mehr und mehr suspekt, vor allem nach meinem intensiven Nachdenken über die Liebe und den Leser(innen)-Reaktionen auf das Buch zu diesem Thema.

Ich war beruflich und privat gezwungen, mich mehr und mehr mit dem Mann zu beschäftigen – natürlich immer aus der Sicht des Mannes. Ich glaube, daß Kritik, die von einem Mann kommt, von den ›Herren der Schöpfung‹ vielleicht eher angenommen werden kann, als die von einer Frau. Es geht mir – wer mich als Autor kennt, weiß das – nicht darum, den Mann vor den Frauen schlechtzumachen und den Kampf der Geschlechter weiter anzuheizen, sondern ich versuche, den Mann sich selbst besser verstehbar zu machen. Wenn die Frauen mit diesem Verständnis etwas Positives anfangen können – wunderbar.

Eines ist mir klargeworden: Der Mann muß sich ändern, damit sich die gesellschaftlichen Verhältnisse ändern und somit auch tiefgreifende Probleme lösen lassen, denn der Mann hat sich katastrophal von seiner Seele entfremdet und dadurch von seiner Liebesfähigkeit – er befindet sich in einer Sackgasse, die ihn unglücklich, frustriert und böse macht.

Nach über 30jähriger Berufserfahrung als Psychologe glaube ich, hierzu einiges sagen zu dürfen und zu können.

Ich werde schrittweise sieben Irrtümer des Mannes aufzeigen. Es geht mir hier nicht um bloße Kritik, sondern um folgendes: Der Mann muß zur Besinnung kommen, damit man wieder offen mit ihm reden kann. Wenn er aus seinen Irrtümern nicht herausfindet, wird er zum Unglück der Frauen, der Kinder, zum Unglück anderer Männer und der Umwelt.

Bevor ich heute zu schreiben beginne, wünsche ich mir die Kraft und Inspiration, die richtigen Worte zu wählen, damit der Mann sich nicht attackiert fühlt, sondern versteht, erkennt, weiterliest, sich betrachten kann und die Lösungsvorschläge nicht als ›Theorien‹, ›Utopien‹ oder ›lebensferne Ideale‹ vom Tisch wischt.

Ich versuche, mein ganzes Talent als Autor zu sammeln, um den Mann aufzuwecken und zur Besinnung zu bringen.

Köln, im Sommer 1986

Ein Männermonolog

Wolfgang ist 35 und schilderte mir im Sommer 1986 sein allgemeines Unbehagen.

»Ich halte mich für einen normalen Durchschnittsmann, ich will nichts Besonderes sein. Natürlich habe ich geheiratet, weil man als Mann seinem Beruf nachgehen muß und verheiratet sein sollte, auch um beruflich weiterzukommen. Wenn du nach dreißig nicht verheiratet bist, dann schauen sie dich schon skeptisch an, daß mit dir vielleicht etwas nicht stimmen könnte: Möglicherweise ist er ein Eigenbrötler oder gar schwul oder ein unverbesserlicher Schürzenjäger oder einer, der irgendwelche Macken hat.

Also habe ich geheiratet, mit 28, mit dem Gefühl, wenn die anderen das alle machen, dann schaffe ich das auch. Aber schon nach einem Jahr spürte ich, daß etwas schiefläuft. Die Sexualität ist in meiner Ehe eine Katastrophe, entweder sie will, und ich kann nicht, oder ich will, und sie hat keine Lust. Die anfängliche Zuneigung – ob es Liebe war, weiß ich nicht – hat jedenfalls heute mit Liebe nichts mehr zu tun. Eine Ehe ohne Liebe macht mich nicht glücklich. Oder ist das normal, daß die Liebe in der Ehegemeinschaft nicht existieren kann?

Ich gehe in meinem Beruf auf, obwohl er mich auch nicht glücklich macht. Im Beruf weiß ich aber, worauf es ankommt, das sind sachliche Aufgaben, die ich mit Intelligenz, Logik und Einsatz lösen kann. Hier haben Gefühle nichts zu suchen, das gibt mir manchmal Sicherheit. Im Gefühlsmilieu der Ehe dagegen fühle ich mich unsicher. Ich frage mich mitunter, was das alles für einen Sinn hat. Ich dachte, die Ehe gibt mir sexuelle Ausgeglichenheit und Entspannung. Aber gerade durch die Sexualität entstehen die größten Spannungen.

Irgendwas stimmt da nicht. Wir sind sexuell aufgeklärt, es gab ja eine ›sexuelle Befreiungsbewegung‹, aber das hat mir persönlich in meiner Ehe nichts gebracht. Ich frage mich: Was will eigentlich meine Frau? Alles das erscheint mir so kompliziert und unlösbar. Am liebsten würde ich mich scheiden lassen und alleine leben, um dieses Problem abzuschütteln. Natürlich weiß ich, daß ich dann wieder nach einer Partnerin suchen würde und diese Probleme wohl wieder auf mich zukommen würden.

Ich kann einfach nicht unbeschwert und glücklich leben, es stimmt etwas nicht mehr (oder hat noch nie gestimmt) zwischen Mann und Frau. Ich kann die Liebe, von der soviel geredet wird, nicht finden und auch nicht die sexuelle Erfüllung, auf die angeblich jeder ein Recht hat und die etwas ganz Natürliches ist. Warum ist es bei mir nicht so einfach und natürlich? Das Natürliche sollte doch einfach und unkompliziert gelingen.

Ich spiele meine Rolle als Mann. Ich soll Privilegien als

Mann haben, sagt man, aber ich fühle mich schwach und müde dabei: Manchmal glaube ich, daß ich Angst vor den Frauen habe, aber wenn ich doch der überlegene Mann in der Gesellschaft bin, dann sollte ich doch keine Angst haben, dann sollte ich mich tief innerlich überlegen fühlen. Aber ich fühle mich nicht so. Ich denke zwar nicht, daß es mir schlecht geht und meiner Frau gut – uns beiden geht es nicht gut. Keiner bekommt vom anderen, was er sich vielleicht wünscht und erwartet. Wir sind beide unerfüllt, ich als Mann und sie als Frau. Wo liegt da der Fehler? Ich weiß es nicht.

In der Schule lernt man, wie man den Cosinus und Sinus ausrechnet, auch wie die Geschlechtsorgane funktionieren. Man sagt, man würde für das Leben lernen, aber nun liegt das Leben vor mir, und ich habe das Gefühl, daß ich das meiste Gelernte nicht gebrauchen kann. Über Ehe und Partnerschaft habe ich von niemandem etwas Brauchbares erfahren, weder von der Religion noch von meinen Eltern, noch im Biologieunterricht, auch nicht aus den Illustrierten mit ihren Aufklärungsserien.

Ich stehe ganz alleine da, auch kein Freund kann und will mir raten. Wenn ich meine Fragen stelle, blicke ich in betroffene Gesichter und erhalte ausweichende Antworten. Kaum einer gibt mal zu, daß er Probleme hat, jeder will doch den Anschein vor dem anderen aufrechterhalten, als wäre bei ihm alles in Ordnung und als würde er den Sinn des Lebens kennen. Ich bin ratlos, und das gebe ich zu. Aber niemand fühlt sich zuständig, mir Antworten zu geben. Sexualität ist heute in Gesprächen zwar kein Tabu mehr, aber das ganz alltägliche Leben mit seinen mitmenschlichen Problemen ist ein Tabu – darüber spricht man als Mann und unter Männern nicht. Zwar habe ich einige Freunde, aber sie versuchen, mir vorzumachen, daß in ihrem Eheleben und Lebenswandel alles in Ordnung ist. Sie haben irgendwie Angst, zuzugeben, daß sie nicht glücklich sind. Das ist halt so, sagt man mir. So ist das Leben, da kannst du nichts ändern. Hauptsache, du bist im Beruf erfolgreich und wirst nicht arbeitslos. Erfolg haben ist das beste Mittel, Zweifel und Gedanken dieser Art abzuschütteln, und sexuell muß man halt mitnehmen, was man kriegen kann, wenn man etwa auf geschäftlichen Reisen oder nach dem Skatabend noch in einer Disco oder Bar jemanden kennenlernt – Seitensprünge beleben die Ehe.

Ich fühle mich unbehaglich, aber nicht nur im Ehealltag, sondern mit meinem ganzen Lebensstil. Die Zeit läuft rasend vorbei, ich bin abends ausgelaugt und schlafe sogar vor dem Fernseher manchmal ein. Ich finde den Programmsalat viel zu langweilig, er geht an meinen wirklichen Problemen vorbei. Ich trinke und fühle mich dann für eine Stunde entspannter, aber dann werde ich müde und will schlafen. Der Beruf frißt mein Leben auf, das Fernsehen auch, der Alkohol, der Schlaf, sogar die Gespräche mit Freunden über Sport und Politik. Es kommt mir so unwichtig vor, an meinem wirklichen Leben vorbeilaufend.

Ich weiß nicht, wie Frauen das empfinden. Obwohl ich jetzt sechs Jahre verheiratet bin, weiß ich nicht, wie Frauen wirklich fühlen, was sie denken und wie sie leben wollen, was Sexualität ihnen bedeutet. Man spricht nicht zusammen darüber, es ist dann doch wieder ein Tabuthema. Man spricht höchstens über die Ehe von Bekannten und daß sie sich nicht verstehen, daß sie ihn oder er sie betrügt, aber nicht darüber, was sie innerlich bewegt und warum das alles so geschieht.

Ich lerne ab und zu eine Frau kennen, die mir gefällt, aber es verfolgt mich dabei immer ein schlechtes Gewissen. Der Kontakt erfüllt mich nicht wirklich, es ist ein gegenseitiges Abtasten und Belauern. Die Sexualität macht das nicht einfacher. Manchmal zwar hilft mir Sex, für eine halbe Stunde zu vergessen und ganz da zu sein, vermittelt er mir zwar das Gefühl von schöner Lebendigkeit, aber dann frißt mich wieder die Struktur, in der ich lebe, auf, die Termine, die Pflicht, die Norm, die Moral, die Meinungen, das übliche Denken.

Ich bin eben kein freier Mann, aber was soll ich dazu sagen, denn ich habe es mir ja so ausgesucht? Was ist richtig, was ist falsch? Auf jede glückliche Stunde kommt aus meinem Inneren ein Argument, das in Frage stellt und mir keine Perspektive für die Zukunft läßt. Äußerlich geht es uns ja allen recht gut, aber innerlich bin ich angespannt und voller Zweifel. Wie geht es weiter? Es fehlt mir die Kraft, etwas zu ändern, es fehlt mir der Mut, offen zu reden. Über Politik sage ich drastisch meine Meinung, dann fühle ich mich stark, aber über mich selbst rede ich schwach, dann fühle ich mich ängstlich und zaghaft.«

1. Teil
Drei elementare Irrtümer und ihre Auflösung

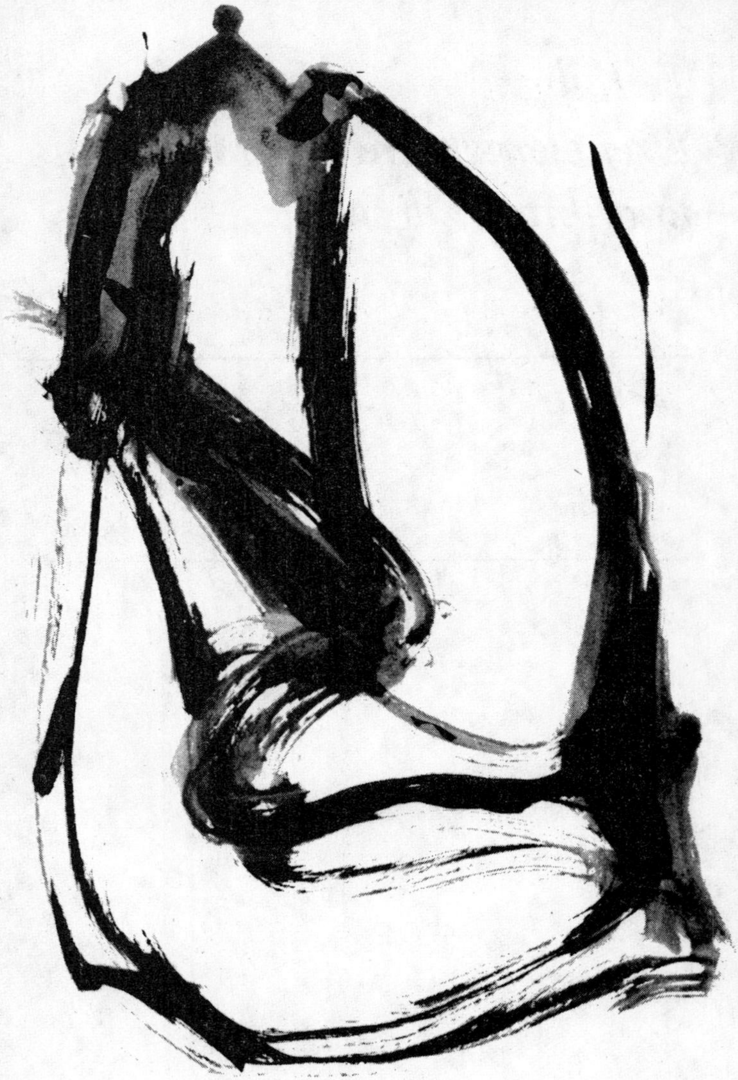

1. Kapitel
Das Sexproblem

»Schwer ist es, die rechte Mitte zu treffen:
das Herz zu härten für das Leben,
es weich zu halten für das Lieben.«

Jeremias Gotthelf

Was ist eigentlich so Besonderes an der Sexualität, daß sie durch alle Medien und Gespräche geistert, Mann und Frau einerseits zusammenführt, aber auch wiederum voneinander abstößt? Wir haben heute Pornofilme, aber dennoch (oder gerade deshalb?) selten glückliche Beziehungen zwischen Mann und Frau. Alles Sexuelle ist bis ins kleinste Detail bekannt (ich meine damit jede Art und auch Abart, den Geschlechtsverkehr auszuüben), und auch gegenüber der Homosexualität sind wir aufgeklärt, tolerant – und das ist ja auch gut so.

Sexualität ist ein Triebgeschehen, und der Trieb soll sich entfalten dürfen, denn sexuelle Befriedigung und Entspannung ist wichtig für die körperliche und seelische Gesundheit. Das ist uns heute alles klar, es wurde genug darüber diskutiert, geschrieben, verfilmt und zur Kenntnis genommen. Theoretisch ist das für Mann und Frau kein Problem, aber praktisch geht es offenbar dennoch schief, wie die ganz alltäglichen Lebensverhältnisse zeigen. Jede dritte Ehe wird geschieden, und 70 Prozent der eingereichten Scheidungen gehen heute von Frauen aus. 1960 kam in Deutschland ›nur‹ jede zehnte Ehe vor den Scheidungsrichter, 1975 schon jede vierte und heute also jede dritte. Noch höher liegen die Scheidungsquoten in den USA, in Schweden, in der DDR und anderen Ostblockländern.

Wenn alles heute so klar ist, warum läuft dann gerade jetzt so viel schief? Es müßte doch zumindest auf sexuellem Gebiet funktionieren, ganz im Sinne einer tabufreien Sexualität, die alles toleriert und die die sexuelle Befriedigung aller Spielarten zuläßt und als gesund ansieht. Es ist doch kein Platz mehr für Prüderie: Das Licht bleibt an, und alles wird ausprobiert. Jeder kann seine Wünsche äußern, und fast jeder ist heute als aufgeklärter Mensch bereit, alles auszuprobieren und mitzumachen. Der Trieb darf sich ausleben, denn er ist doch etwas ganz Natürliches – also sind wir aufgeklärte Menschen jetzt dem Natürlichen gegenüber ›aufgeschlossen‹.

Die Triebhaftigkeit des Mannes wird anerkannt; er hat nun mal diesen Trieb, und die Frauen finden es auch richtig und gut so; auch die Frauen legen ja heute Wert auf sexuelle Erfüllung und auf den Orgasmus. Die Frau sei weniger triebhaft, hört man, sie brauche aber genauso den Orgasmus, um glücklich zu sein, um sich als Frau zu fühlen. Die Zurückhaltung, die geringere drängende Triebhaftigkeit wäre ihr vielleicht nur anerzogen, nach wie vor wäre sie deshalb eben etwas vorsichtiger und gehemmter, so liest man in den Frauenzeitschriften. Ihr Trieb wäre nicht so fordernd vordergründig, er müßte erst durch den Mann, der oberflächlicher wäre, in dieser Beziehung geweckt werden. Der Mann will – und die Frau will gewollt und geweckt werden. Ein biologischer Unterschied?

Wir wollen in diesem Buch weniger über die Frau reden, sondern vor allem vom Mann. Es geht um den Mann, sein Denken und Fühlen. Die Frauen sollten sich dann selbst zu Wort melden und sich über ihr eigenes Denken und Fühlen äußern. Ich möchte mich auf die Sichtweise des Mannes beschränken. Die Sichtweise der Frau möchte ich von einer Frau erfahren, nicht als Mann darüber spekulieren.

Ich sehe das Problem in der Überbetonung der Körperlichkeit. Das sexuelle Triebgeschehen, die Geschlechtlichkeit, ist zwar an den Körper gebunden, das ist oberflächlich betrachtet richtig; insoweit scheint alles in bester Ordnung. Der Irrtum aber liegt in der Einstellung des Denkens zum Körper. Wir starren wie gebannt auf den Körper; der Körper wird fit gehalten, er wird trainiert, seine *Leistung* steht im Mittelpunkt.

Der Sport hat eine ungeheure Bedeutung erlangt, nicht nur der aktive Freizeitsport, wie Federball, Jogging, Tennis, Bodybuilding, sondern auch der Profisport, dem die Medien einen überdimensionalen Platz einräumen – man vergleiche einmal die Fernsehzeit für Sport mit der für Literatursendungen. Was ein Sportler in ausgewalzten Interviews an Banalitäten von sich gibt, wird begierig von einer Mehrheit aufgenommen, dagegen kommen Schriftsteller und Autoren, wie zum Beispiel Martin Walser und Horst Eberhard Richter, nur in bedeutungslosen Kurzinterviews zu Wort. Boulevardzeitungen haben riesige Sportteile und winzige Kulturteile, die sich oft nur auf Klatsch und Sensationen aus der ›Kunstscene‹ beschränken. Das ist ein Symptom für das viel größere Interesse an körperlicher als an geistiger Leistung.

Ein anderes wichtiges Symptom für die Körperfixierung ist der Medizinbetrieb. Der Körper wird mit immer raffinierteren technischen Geräten vermessen und diagnostiziert. Krankheit wird in erster Linie als ein reines Körperphänomen begriffen. Also hört man immer häufiger: Beschwerden, aber organisch kein Befund. Was nun? Erneute Untersuchungen, um vielleicht schließlich doch ›etwas Organisches‹ zu finden. Wenn dann letztendlich immer noch nichts gefunden ist, dann ist es das vegetative Nervensystem oder die Psyche, dann werden Psychopharmaka verordnet, die das Nervensystem, also wieder etwas Körperlich-Materielles (Chemisch-Physikalisches) angehen. Ganz zuletzt gibt es ja noch die Psychotherapeuten und Psychologen. Aber es besteht eine Scheu, den Patienten offiziell dorthin zu überweisen. Die Patienten wollen das auch nicht. Bevor man ›psychisch krank‹ ist, will man als Patient lieber ›etwas Organisches‹ haben – das steht eben einfach im Sinne des Zeitgeistes in einem besseren Ruf.

Das Seelische hat leider ein schlechtes Image. Diese Körperfixierung und Blindheit für das Seelische entspringt männlichem Wissenschaftsverständnis, das auf Meßbares aus ist und alles Seelische für ›nebulöse Spintisiererei‹ hält.

Die Männer sind geradezu fanatisch körperfixiert – das ist der erste Irrtum, der direkt in ihre Sexualprobleme hineinführt.

Der Irrtum der Körperbetonung

Die Körperüberbetonung hängt mit den noch aufzudekkenden beiden folgenden Irrtümern zusammen, mit der Intellektfixierung und der Verdrängung des Seelischen. Ganz verständlich wird dieses erste Kapitel deshalb erst, wenn man die folgenden beiden hinzuzieht.

Zunächst einmal soll jedoch die Körperfixierung innerhalb der Geschlechterbeziehung ausführlich beschrieben werden.

Da Männer nur auf ihre körperliche Triebhaftigkeit und Befriedigung dieses Triebes achten, verhalten sie sich eindimensional und nicht ganzheitlich. Das Seelische ist vom Körperlichen abgetrennt, und der Geschlechtsverkehr wird zu einem reinen Körpervorgang der Potenz, Erektion und Ejakulation. Die Liebesfähigkeit, also zärtliches Liebhaben, kann so überhaupt nicht erlebt werden. Das müßte nicht so sein, denn in der Entwicklung des Kleinkindes und Knaben wird zuerst die Liebesfähigkeit erfahren und entwickelt. Erst später mit der Pubertät und Ausreifung des funktionsfähigen Geschlechtsorgans kommt die körperliche Funktion der Sexualität hinzu.

Die ersten Liebeserlebnisse sind deshalb oft so unvergeßlich beglückend, weil Verliebtheit, Liebe, Zärtlichkeit und sexuelles Begehren noch eine Einheit sind. Mit dem Erwachsenwerden und dem Zuwachs an Wissen über Sexualität und sexuelle Befriedigungstechniken tritt das Seelische der Liebe mehr und mehr in den Hintergrund und die körperliche Funktion des Orgasmus in den Vordergrund. Die körperliche Befriedigung (Trieberfüllung) mag dann zwar gelingen, aber die verlorengegangene Liebe hinterläßt eine schmerzliche Lücke. Man glaubt fälschlicherweise, diese Lücke durch immer heftigere körperliche Triebbefriedigung ausfüllen zu können. So glaubt der Mann, mit Hilfe von besonderer Technik, mit mehr Wissen über erogene Zonen und mit immer neuen Partnerinnen und sexuellen Erlebnissen, wie zum Beispiel Gruppensex oder besondere Praktiken, die ersehnte Erfüllung finden zu können. Es geht um das Füllen eines Vakuums, das die fehlende Liebe hinterlassen hat. Diese Erfüllung wird bei immer neuen weiblichen Körpern gesucht, in der Hoffnung, irgendwann müßte man doch endlich den wirklich beglückenden, tief empfundenen, anhaltend befriedigenden Orgasmus finden. Das Gesuchte ist aber niemals in dieser körperbezogenen Weise zu finden. Es wächst die Gier, aber sie hinterläßt jedesmal erneut wieder den Schmerz der Leere. Die Körperfunktionen haben zwar funktioniert, aber das tiefe Glück bleibt aus, solange das Seelische der Liebe fehlt.

Die meisten Männer aber mißachten das Seelische (siehe 3. Kapitel) und starren wie gebannt auf das Körperliche, bei sich selbst und ihrer Partnerin. Und die Frauen, die Mode, die Medien, der Zeitgeist insgesamt unterstützen das. Körperlichkeit liegt im Zentrum des Interesses, über Seelisches spricht man nicht, hier ist man cool, verbirgt sich, verdrängt Gefühle, denn wir erwarten alles vom Körperlichen. Die Körper machen sich übereinander her wie Roboter, und jeder erwartet vom anderen, daß er den richtigen Knopf drückt, damit das passende Programm ablaufen kann.

Ich lehne das Körperliche nicht ab. Der Körper ist die Basis, der Resonanzboden, auf dem das Lied gespielt wird. Eine Geige braucht den Holzkörper, der die Töne erklingen läßt. Auch die Saiten sind etwas Materielles, sie sind in übertragenem Sinn das Nervensystem. Aber damit das Lied uns bezaubert, das dann gespielt werden soll, muß der Spieler Liebe zum Spiel haben. Auf den Spieler und seine Seele kommt es an. Gut, es gibt schöne, besonders ausgebildete Resonanzkörper, aber was nützt die Stradivari, wenn ein Stümper auf ihr spielt? Und was nützt mir mein gepflegter, schöner Körper, wenn eine seelische Analphabetin mit mir das Lied der Sexualität spielen will?

Wir Männer sind Stümper, wir können das Lied der Liebe nicht spielen. Wir nehmen den Körper in die Hand und kratzen darauf fürchterlich herum – kein Wunder, daß die Frauen traurig sind und nicht als ›Objekt‹ benutzt werden wollen.

Aber können die Frauen mit uns mehr anfangen? Auch die Frauen sind Stümper, vielleicht sind sie etwas talentierter, denn sie haben ihre Seele weniger verdrängt als der Mann. Wer Sexualität ohne Liebe ausübt, kann die Melodie der Zärtlichkeit nicht zum Erklingen bringen. Männer malträtieren das Instrument und erzeugen eine Melodie, die beide enttäuscht zurücksinken läßt. Sie versuchen es dann mit Partnerwechsel. Es ist aber nicht der ständige Wechsel des Instruments, der uns die vermißte Erfüllung bringt. Wir müssen uns seelisch mit Kreativität, Sensibilität und Sinnlichkeit beschäftigen, nicht damit, den Resonanzkörper zu lackieren oder auszuwechseln.

»Ich fühle mich danach oft depressiv und elend.« Ein Gespräch

Michael ist geschieden und lebte danach mit seiner Freundin zwei Jahre zusammen. Sie will sich von ihm trennen, und der Trennungsschmerz bringt ihn innerlich so in Bewegung, daß er Beratung sucht.

Michael: »Nun stehe ich nach meiner Scheidung vor der zweiten Trennung von einer Frau. Das belastet mich sehr. Ich finde nicht den richtigen Kontakt zur Frau. In beiden Fällen verlief die Sexualität anfänglich positiv, aber ich verlor nach und nach das Interesse daran. Nach dem Orgasmus fühlte ich mich elend, müde und leicht depressiv. Ist das normal?«

»Wenn man nur den Körper sich sexuell ausleben läßt, stellt sich hinterher zwangsläufig dieses elende Gefühl von Leere ein. Es liegt daran, daß du die Liebe verloren hast. Du hast den Trieb befriedigt, mehr nicht.«

Michael: »Das wirft mir meine Freundin vor. Sie sagt, daß ich sie als ›Sexualobjekt‹ mißbrauchen würde und sie mehr

Liebe erwartet hätte. Sie hat jetzt einen Freund, der ihr diese Liebe angeblich gibt. Ich möchte meine Freundin aber nicht verlieren.«

»Warum möchtest du sie nicht verlieren? Diese Frage muß du dir zunächst stellen. Vielleicht gibt sie dir eine Stabilität: Sie sorgt für die Wohnung, kümmert sich um das Essen, hört dich an, wenn du Probleme im Beruf hast.«

Michael: »Ja, es fällt mir schwer, alleine zu leben. Eine Frau gibt mir Halt und auch Geborgenheit.«

»Ist das Liebe? Liebst du deine Freundin?«

Michael: »Was ist Liebe? Ich weiß nicht – ich halte das für Liebe. Ist Liebe Leidenschaft? Leidenschaft empfinde ich nicht, denn ich brauche eine ausgeglichene Beziehung. Man kann nicht immer leidenschaftlich sein. Aber ich bin sehr eifersüchtig. Der Gedanke, daß sie einen anderen mir vorzieht, macht mich innerlich verrückt. Ich habe sie mit meiner Eifersucht oft genervt.«

»Ist Eifersucht Liebe? Sie ist es nicht. Eifersucht ist die Angst, im eigenen Selbstwertgefühl gekränkt zu werden. Eifersucht bringt das mühsam aufgerichtete Selbstbewußtsein zum Einstürzen. Eifersucht entspringt innerer Angst und Unsicherheit, sie ist nicht der Gradmesser für Liebe, sondern für Angst und Unsicherheit. Deine Eifersucht sollte nicht der Grund sein, die Partnerschaft aufrechtzuerhalten. Deshalb nochmals die Frage, liebst du sie?

Ich will die Frage etwas umschreiben: Bist du ihr gegenüber geöffnet, schaust du sie mit Aufmerksamkeit an, bist du voll Achtsamkeit, wenn du ihr begegnest? Du schaust ihr ins Gesicht, und es öffnet sich deine Seele für sie. Du wirst stumm und weißt nichts mehr zu sagen, du fühlst dich wohl und glücklich, dies zu empfinden, du vergißt deine Probleme und die alltäglichen Dinge, es strömt ein Gefühl von Wärme, Harmonie und Anteilnahme von dir auf sie, ohne daß du dich fragst, ob sie dasselbe fühlt. Du empfindest dieses Strömen als ein Geschenk und forderst nicht dasselbe von ihr zurück, weil es ganz und gar unwichtig ist, solange dich dieses Gefühl ausfüllt. Es ist ein glückliches Staunen und gibt dir das Empfinden, daß dein Verhältnis zu ihr ganz und gar richtig ist, weil du dieses Gefühl, das aus Zärtlichkeit, Herzlichkeit, Wachheit, Bewußtheit, Freude, Glück und Lebendigkeit gemischt ist, gar nicht anders als Liebe deuten kannst.

Und die Liebe *in dir* zu ihr macht dich glücklich, nicht das eifersüchtige Fragen, ob sie dich noch liebt – das wirft dich aus der Bahn und stürzt euch beide in eine Spannung, in der Liebe sich nicht entfalten kann. Ich frage deshalb jetzt erneut: Liebst du sie in dieser Art?«

Michael: »Nein – diese Gefühle kenne ich kaum. Ist das im Alltag überhaupt möglich? Der Alltag läßt das doch gar nicht zu. Ich komme ausgelaugt vom Beruf zurück, dann ist man zusammen und erzählt sich vom Tag, oder man ärgert sich über Dinge, die im Haushalt nicht funktionieren, oder man diskutiert über unterschiedliche Meinungen.«

»Dann läßt du dich vom Alltag auffressen. So kann vielleicht eine Wirtschaftsgemeinschaft funktionieren, eine Diskussionsgruppe oder ein Arbeitsteam, aber keine Liebe. Liebe ist eben etwas anderes, deshalb ist sie etwas Besonderes, besonders Wichtiges und Beglückendes. Nicht genug, daß der Alltag deine Lebendigkeit mit banalen Pflichten aufsaugt, nun läßt du dich auch in der Beziehung zu dieser Frau davon beeinträchtigen. Du nimmst die gleichen Muster aus der rationalen Berufswelt in die Welt deiner Beziehung hinein und zerstörst so die Grundlage für die Liebe. Du hättest sie vielleicht lieben können, aber die Liebe konnte sich nicht entfalten, auch nicht im Bett. Dort wolltest du mit Sexualität wieder einholen oder nachholen, was dir der seelische Kontakt nicht gegeben hat, aber dann ist es bereits zu spät. Durch sexuellen Kontakt läßt sich die Liebe – das ist der große Irrtum, dem die meisten unterliegen – nicht herbeizaubern.

Die Liebe muß zuerst da sein, erst danach ist die Sexualität beglückend, nicht umgekehrt – falsch ist also der übliche Weg, der Sexualität mit Liebe verwechselt und deshalb über Sexualität zur Liebe gelangen will. Wenn man sich nicht liebt, kann die Liebe nicht durchs Bett herbeigezaubert werden. Es gibt nur eine Ausnahme, die jedoch selten ist: Man läßt im Bett alles andere endlich los und schließt sich dem Partner seelisch auf – allerdings muß man sich Zeit lassen. Aber meist ist dann der Trieb fordernd, und es läuft dann doch wieder ›nur‹ auf körperliche Triebbefriedigung hinaus, die gerade deshalb das Fehlen des anderen, von dem ich spreche, bewußt macht in Form dieses Gefühls von Leere und Niedergeschlagenheit. Man fühlt sich ohne Liebe energielos und schwach, Liebe aber ist das Gegenteil von Depression: Sie belebt und schenkt das Gefühl von Energie und Kraft, weil sich die Blockaden öffnen.

Ohne Liebe fehlt Energie und Sinn, mit Liebe gewinnt alles an Kraft und Mut. Liebe macht das Leben sinnvoll, so daß die Lebendigkeit pulsiert. Fehlende Liebe dagegen macht alles sinnlos und welk. Betrachte einen Menschen, der nicht liebt: Er wirkt müde, abgespannt und ohne Feuer. Und betrachte einen Menschen, der liebt: Er sprüht Selbstbewußtsein aus den Augen, ist hellwach und voller Feuer, sein Leben steht im Licht, er strahlt Licht aus und wirkt erotisierend. Wer nicht liebt, verbreitet Dunkelheit und Trauer, er wirkt nicht erotisierend.

Diese Liebe in dir erhältst du nicht nur von einer Frau und durch die Sexualität, sondern auch durch die Natur, durch deine Liebe zu einer Aufgabe, durch ein Hobby.

Wenn du mit Liebe eine Landschaft fotografiert hast, kehrst du in die Gemeinschaft der Menschen zurück, und du wirkst erotisierend, weil du etwas mit Liebe getan hast. Das ist die Kraft der Liebe: Liebe öffnet, weil du dich geöffnet hast. Nichtliebe hingegen verschließt, weil du dich verschlossen hast.«

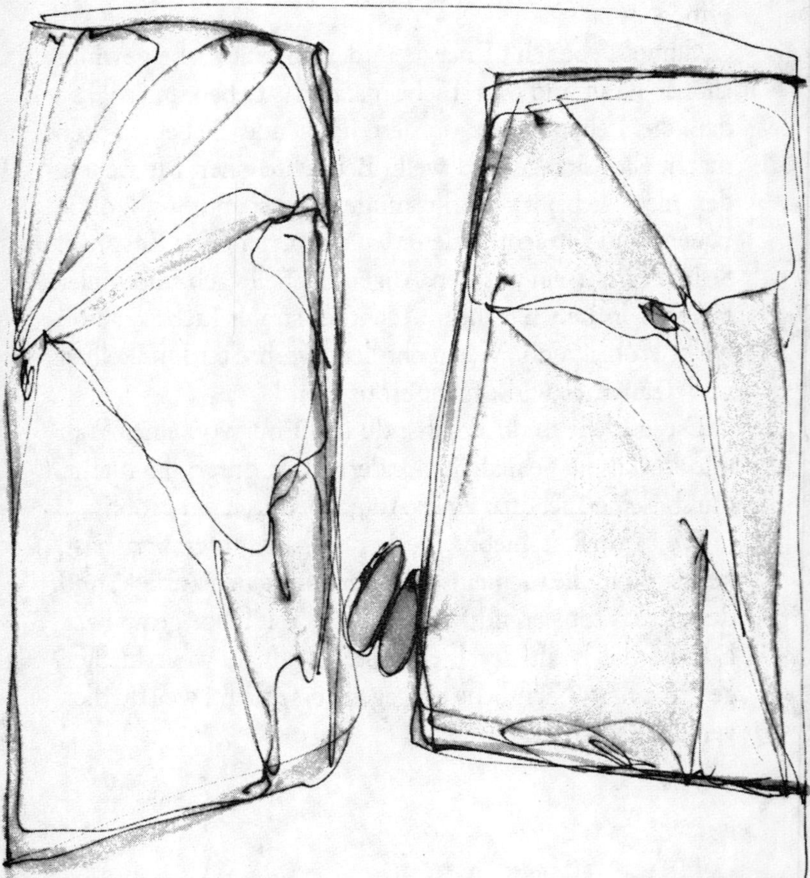

2. *Kapitel*
Die Vernunftfixierung

»Die Entfesselung des Atoms hat alles verändert,
mit Ausnahme des menschlichen Denkens.
Deshalb treiben wir auf eine Katastrophe unvorstellbaren Ausmaßes zu.«

ALBERT EINSTEIN

Der Mensch ist das intelligenteste (vernunftbegabte) Lebewesen auf dieser Erde. Kein Wunder also, daß er sein intelligentes Denkvermögen besonders schätzt, ausbildet und weiterentwickelt. Philosophen, Theologen und Psychologen haben den Menschen unterteilt in die drei Bereiche Körper, Seele und Geist. Diese Dreiheit ist in Wirklichkeit eine Einheit und sollte deshalb nur bei theoretischer Diskussion und Erläuterung so aufgespalten werden. Zum plastischeren Verständnis kann man dann so einteilen: Es gibt den mehr *körperbetonten* Mann, den eher *intellektbetonten* und schließlich leider sehr selten den *seelenbetonten* Mann. Durch die jeweilige Betonung werden die anderen Bereiche nicht negiert.

In diesem Kapitel möchte ich den intellektfixierten Mann vor allem aus der Mittel- und Oberschicht untersuchen. Er stellt die Rationalität in den Mittelpunkt seines Lebens. Unsere gesamte schulische und universitäre Erziehung läuft auf das Training der ›Rationalität‹ hinaus, weil dieser rationale Mensch, der logisch denkt, von der Gesellschaft und unserem Wirtschaftssystem gebraucht wird. Von der

Schule heißt es zwar, der Schüler würde »für das Leben lernen, nicht für die Schule«, richtiger wäre aber zu sagen: Er lernt für das Berufsleben, aber nicht für das ganze Leben. Ein wichtiger Teil des Lebens ist nämlich das Privatleben mit einem großen Teil der Partnerschaft, mit der Liebe und der Ehe. Hierüber aber erfährt der Schüler so gut wie nichts. Er lernt mathematische Gleichungen, physikalische Gesetze und zoologische Klassifizierungen, aber nichts über seelische Vorgänge wie Aggression, Niedergeschlagenheit, Abhängigkeit, Manipulierbarkeit, innere Freiheit, Selbstbestimmung und Fremdbestimmung.

Der Mann glaubt, der Bereich des Geistes wäre seine Domäne, Wissenschaft, Logik und Theorie sein männliches Gebiet. Immer noch sind heute viele Männer der Meinung, der Mann sei von Natur aus ›intelligenter, logischer, rationaler‹ als die Frau. Wie ist es dann zu erklären, daß nur 1,9 Prozent der Mädchen durchs Abitur fallen, aber 2,9 Prozent der Jungen? Nun ja, der zynisch-schlagfertige Mann wird wohl antworten, sie erhielten eben ›als Mädchen‹ einen Bonus.

Die Rationalität des Mannes hilft ihm sicherlich im Beruf. Nach meiner Auffassung ist die Intelligenz aber lediglich ein Werkzeug, das man nur dann anwenden sollte, wenn man es wirklich braucht. Um eine Brücke über einen Fluß zu bauen, ist dieses Werkzeug sicherlich sehr sinnvoll. Aber ist es nicht vielleicht störend, wenn der Mann dieses ›Werkzeug Rationalität‹ auch mit in sein Privatleben schleppt? Rationalität ist unnötig, ja sogar hinderlich, wenn man im Herbst beobachtet, wie die Blätter vom Baum fallen, wenn man an den Blütenblättern einer Rose riecht oder den Arm einer Frau berührt.

Die Intellektfixierung geht mit der sprachlichen Ausbildung Hand in Hand. Rationalität heißt vor allem, die Welt in Sprache fassen, die Dinge zu benennen. Wörter über Wörter, Männer machen viel zu viele Wörter, anstatt die wirklich wichtigen Dinge zu erleben. – Ein Journalist, der mich nach der Krankheit unserer Gesellschaft fragte, erhielt von mir vor einiger Zeit die Antwort, die Mehrheit schaue sich nach dem Berufsalltag die Welt am Fernsehschirm an, eine etwas kleinere Schicht lese darüber, eigne sich die Worte an, wie zum Beispiel ›Lifestyle‹, ›Emotion‹, ›Kreativität‹ oder ›Erotik‹, und leider nur eine kleine Minderheit erlebe wirklich – es komme aber darauf an, es zu leben, nicht darüber zu lesen oder darüber zu reden.

Der rationale Mann, der so stolz auf seine Rationalität ist, macht viele Worte, er kann alles treffend benennen und begründen, aber was nützt ihm das, wenn er nichts dabei empfindet? Er hat für alles eine Antwort, kann entweder erläutern, wie es funktioniert, oder bildet sich weiter, um zu wissen, wie es funktioniert – aber das wirkliche Leben geht währenddessen an ihm vorbei. Die Frauen beklagen sich dann bei mir, daß sie mit ihrem rationalen Mann unglücklich sind, wenn er alles ›vernünftig erklären will‹ und dabei alles ›zerredet‹.

Der Verstand ist ein Werkzeug, das die Dinge zerschneidet und zergliedert; Analyse nennt das der Wissenschaftler. Unsere schulische Bildung ist eine wissenschaftliche; wir lernen auseinanderzugliedern, in Einzelteile zu zerlegen. Dieses rationale Denken ist zerstörerisch, wenn wir es auf unser persönliches Leben übertragen; dann wird mit den anderen diskutiert und geredet, über Sexualität und Liebe, über Partnerschaft und Glück, über Zärtlichkeit und Orgasmus, über Kunst und Gefühl. Die Frauen aber, die meist viel stärker mit ihrer Seele in Kontakt sind, stellen dann ernüchtert fest: Ich wollte mit ihm reden, um ihm näherzukommen, und er hat alles zerredet. Am Schluß gibt es Streit um die genaue Definition von Wörtern, und gefühlsmäßig hat sich nichts ereignet, statt Herzlichkeit und Verbindung entsteht Trennung und Kälte. Die Gefäße verengen sich (psychosomatische Reaktion), und man beginnt tatsächlich zu frieren.

Die Rationalität des Mannes, die als ein positives Werkzeug für berufliche Aufgaben gedacht ist, wird so zu einem Gift. Aus etwas Positivem wird etwas Negatives. Der vernunftfixierte Mann ist eine Enttäuschung für die Frau und wird so zum Feind des Lebens. Einstein erkannte treffend: »Die Entfesselung des Atoms (eine Leistung des wissenschaftlichen Denkens) hat alles verändert, mit Ausnahme des menschlichen Denkens.« Das menschliche (männliche!) Denken schreitet weiter auf diesem Weg der eindimensionalen Rationalität und klammert weiterhin Seele und Erkenntnis aus.

Rationales Denken wirkt zerstörerisch; erkenntnisbezogenes Denken, unter Einbeziehung der Seele, aber wäre konstruktiv. Der Mann bleibt mit seiner Wissenschaft auf einer Stufe der Unreife, wenn er sich nicht von der Rationalität loslöst. Frauen sind in dieser Beziehung reifer, sie leiden genauso unter dem Denkstil des Mannes wie er selbst. Sein Denken muß sich deshalb neu organisieren, um die Katastrophe abzuwenden, auf die wir zutreiben. Nicht nur die Frauen leiden, auch die ganzheitlichen, seelisch freien Männer – glücklicherweise gibt es einige – sind unzufrieden mit ihren Geschlechtsgenossen.

Eine Leserin schrieb mir einmal: »Ich habe erfahren, daß sich nur wenige Männer mit wirklich wichtigen, lebensnotwendigen Dingen befassen und dadurch oft den Frauen unterlegen sind. Die Männer wehren sich meist gegen Gefühle und kommen erst später zur inneren Reife, so daß nur wenige Frauen das Glück haben, einem solchen Mann zu begegnen.«

Wie Männer ihre Rationalität rechtfertigen

1985 schrieb der Psychologe Helmut Kentler, Professor für Sozialpädagogik und Direktor des Instituts für Berufspädagogik der Universität Hannover, für das Buchmagazin »Titel« eine Kritik über neue Sachbücher zum Thema Liebe. Prof. Kentler ist durch sexualwissenschaftliche Arbeiten in Fachkreisen bekannt, unter anderem durch sein Buch »Sexualwesen Mensch« (Verlag Hoffmann und Campe). Der Artikel trug den Titel: »Zur Lage der Liebe«.

Es war für mich interessant, was ein akademischer Lehrer zum Thema Liebe zu sagen wußte, nicht nur deshalb, weil auch mein Buch hier angesprochen wurde. Er meinte in dem Artikel*, die Liebe dürfe nicht zu sehr in den Vordergrund gerückt werden, »daß die viel umfassendere Lebenskrise und die Krise unserer Beziehung zur Umwelt, zur Natur ganz in den Hintergrund verdrängt werden«. Er meinte weiter, was gesellschaftlich verschuldet worden wäre, dürfe nicht als Schuld einzelner, zum Beispiel durch fehlende »Liebesfähigkeit«, erscheinen. Er schrieb über die

* »Titel«, Heft 2/85, »Zur Lage der Liebe«, Seite 45–51

Liebe in der Gegenwart: »Sie soll als Ventil wirken, um den Druck auszugleichen, der in der menschenfeindlichen Umwelt wirkt, aber sie soll auch die Fata Morgana vorgaukeln, die Welt sei noch in Ordnung.«

Die Liebe als »Fata Morgana« (Sinnestäuschung), die vorgaukeln soll, die Welt sei noch in Ordnung? Wenn die Liebe in der Krise ist, kann die Welt doch auch nicht als »in Ordnung« angesehen werden. Und dann schreibt Prof. Kentler: »In einer Welt, in der zunächst Atomraketen installiert werden, um vor Kriegen abzuschrecken, und dann der Krieg aus dem Weltraum geplant wird, um Atomwaffen überflüssig zu machen, ist die Liebe nun einmal kein privates Problem, das individuell lösbar ist.«

Die Liebe kein privates Problem? Die Liebe ist nach meiner Erkenntnis das privateste und persönlichste Erlebnis des Menschen. Ist die Liebe ein politisches Problem, nicht individuell lösbar? Wie ist sie dann lösbar? Gerade die Liebe ist etwas, das vom Innersten des Individuums ausgeht, ist das Individuelle par excellence. Etwas später schreibt er über das Buch des Autors Peter Schellenbaum*, daß es Einsichten vermittle, »die den Blick über den Zaun der persönlichen Probleme hinausleiten und ein Bewußtsein für politische Aufgaben wecken«. Darf die Liebe sich nicht selbst genügen und das ihr eigene Glück für sich selbst nicht ohne politische Aufgabe entfalten?

Über mein Buch sagt er: »Wer sie nimmt [er meint ›die Droge Liebe‹] und Lausters Wegen folgt, muß – so fürchte

* P. Schellenbaum: »Das Nein in der Liebe. Abgrenzung und Hingabe in der erotischen Beziehung«, Stuttgart 1987

ich – aus unserem Alltag aussteigen oder fällt aus ihm heraus.« Wenn das wirklich so wäre, ist das dann nicht durchaus auch ein politischer Vorgang, als Folge der Liebe? Dann schreibt er: »Die Griechen waren höchst skeptisch gegenüber den Verführungen sinnlicher Liebe. Für den Rausch der Liebe waren Hetären da und Knaben – aber die Griechen wußten, Liebe wirkt nicht gesellschaftsaufbauend, ist nicht staatstragend, Verliebtheit und Politik verhalten sich wie Feuer und Wasser.« Soll denn Liebe, das privateste und individuellste Gefühl, auch noch gesellschaftsaufbauend und staatstragend sein? Sollen denn für die Liebe (Kentler sagt »Rausch der Liebe«) Hetären und Knaben da sein, nur weil wir wie die Griechen »skeptisch gegenüber den Verführungen sinnlicher Liebe« sein sollten? Warum sollten wir skeptisch sein? Weil Liebe nicht staatstragend ist? Diese Gedanken sind typisch für den Rationalisten; das präzisiert Prof. Kentler auch noch mit einem Satz, der sich auf meine Kritik der Überbewertung der Intelligenz des modernen Zivilisationsmenschen bezieht: »Ich weiß, mein Verstand kann irren; aber ich habe nichts Besseres.«

Das ist diese typische männliche Intellektuellenreaktion: Die Männer glauben, sie hätten nichts Besseres als ihre Rationalität.

Nun sind wir wieder beim eigentlichen Thema dieses Kapitels, bei der Überschätzung des Verstandes. Ich versuche in fast allen meinen Büchern, deutlich zu machen, daß der Intellekt nur ein Werkzeug ist, also nur einen kleinen Teil der Lebendigkeit ausmacht, und ich sage, daß viel wichtiger für das Lebensglück die Sensitivität, das Erleben, das sinnliche Erfahren der Wirklichkeit ist – und natürlich die Liebe, die nur aus diesem Bereich des Seelischen entspringen kann. Aber der Intellektuelle sagt nach wie vor unbeirrt, er hätte nichts Besseres als den Verstand. Doch er weiß, er kann sich irren; so gibt er wenigstens zu, daß das Werkzeug auch mitunter unzulänglich sein kann.

Der große emotionale Bereich der Seele wird in eine suspekte Ecke (»Rausch der Liebe«) gerückt. Es ist die Angst des rational orientierten Intellektuellen vor der Liebe. Er flüchtet sich zu den alten Griechen, die Hetären und Knaben dafür hatten. Ist denn das die Lösung für unsere private, intime, individuelle Selbstentfaltung? Der Verstand kommt auf die Idee: Darf es denn eine solche Selbstentfaltung überhaupt geben, wenn Verliebtheit und Politik sich wie Feuer und Wasser verhalten? Müssen wir denn dann fürchten, aus unserem Alltag auszusteigen oder herauszufallen?

Prof. Kentler spricht die Angst der Männer vor dem »falling in love« an, eine Angst, die die seelische Öffnung blockiert. Da hält man sich lieber an den erfolgreichen Verstand, folgt nicht den Wegen ins Unbekannte der Seele, bleibt im Alltag, ist »staatstragend« und hat ein Bewußtsein für politische Aufgaben, wendet sich ab von der »Fata Morgana«, die vorgaukeln soll die Welt sei durch Liebe scheinbar in Ordnung, amüsiert sich mit Hetären und Knaben, kehrt in die Welt zurück, als wäre das alles nur ein »Rausch« gewesen, und widmet sich wieder den Werkzeugtaten des Verstandes. Das alles macht mich sehr traurig, denn es ist die Welt- und Lebenssicht vieler Männer, nicht allein Prof. Kentlers private Meinung. Der Professor steht mit beiden Beinen in unserer Gesellschaft, er fällt nicht aus dem Alltag. Wo bleibt sein ganz persönliches individuelles Seelenleben?

Am Schluß des Artikels schreibt er noch etwas ganz und gar Überraschendes: »Als ich einmal mit furchtbaren Schmerzen im Krankenhaus lag und nur noch sterben wollte, sah mich ein Mensch, den ich kaum kannte. Er setzte sich auf mein Bett und hielt nur meine Hand fest. Seitdem weiß ich, was Menschen zum Leben brauchen.« Da schrieb ich ein Buch von fast 250 Seiten, er rezensiert es und hat nicht sehen wollen oder können, daß ich stets nur darüber schrieb, was Menschen zum Leben brauchen, sei es nun staatstragend oder auch nicht. Die Trennung von Seele und Verstand, die verhängnisvolle Abspaltung des Intellekts von der Seele, ist der große Irrweg des Mannes, dem Frauen glücklicherweise weniger unterliegen.

Das Denken muß auch schweigen können

Ich sage immer wieder, wenn sich Liebe entfaltet, kommt das Denken zum Schweigen. Liebe entspringt nie dem Intellekt, sie entspringt dem Bereich der Sensitivität und der Seele, die ich erst im dritten Kapitel näher betrachten will. Der Verstand kann die Seele nicht mit logischen Gründen zur Liebe zwingen. Auch die Willensfunktion kann Liebe nicht zur Pflicht machen.

Meine Kritik an der Kopflastigkeit, an der Denkfixierung des Mannes hat bei vielen Lesern immer wieder Aufregung erzeugt und mir teilweise Kritik in aggressiver Form eingebracht. Es wurde mir zum Beispiel vorgeworfen, ich sei »verstandesfeindlich« eingestellt – hätten wir doch gerade durch den Verstand die technische Zivilisation aufgebaut, deren Errungenschaften wir alle gerne nutzen. Es ginge nicht ohne Denken, auch nicht in der Liebe, denn »woher wüßte ich sonst, daß ich im Zustand der Liebe bin?« und »woher wüßte ich sonst, daß die Rose, an der ich rieche, eine Rose ist?« Überhaupt: Um dieses Buch zu schreiben, hätte ich den Verstand einsetzen müssen, und der Leser könne die Aussagen dieses Buches auch nur wieder über den Verstand nachvollziehen. Selbst um den Zustand des »Nichtdenkens« in der Liebe festzustellen, sei wiederum Denken erforderlich. Um etwas über die Liebe aussagen zu können, die angeblich ein Zustand ohne Denken sei, müßte ich also wiederum Denken einschalten. Ohne Denken gäbe es auch keine Kommunikation zwischen Mann und Frau und damit auch keine Liebe. Der Intellekt sei schließlich immer notwendig, um zur Wirklichkeit, zur Wahrheit zu gelangen. Mit den Inhalten des Verstandes müßten wir uns kritisch auseinandersetzen, das sei doch die Aufgabe der Psychologie. Den Verstand abzuschalten, würde zum Zusammenbruch des Lebens führen.

Diese vorgebrachte Kritik zeigt, daß ich sehr mißverstanden wurde. Deshalb will ich jetzt kurz darauf eingehen.

Ich bin *nicht* »verstandesfeindlich« eingestellt, denn das Denken hat natürlich seinen Sinn. Ich sage nicht, das Denken solle gänzlich abgeschafft werden. Ich habe immer wieder betont, daß das Denken nützlich ist, wenn der Verstand eine den Verstand angehende Aufgabe gestellt bekommt – dazu gehören zum Beispiel alle technischen Aufgaben wie Häuserbau, Autokonstruktion, Entwicklung von Haushaltgeräten usw.; hier hat das Denken Glanzleistungen vollbracht, die ich nicht verteufeln will, die wir alle auch nicht mehr vermissen wollen. Ich bin auch nicht ›wissenschaftsfeindlich‹ eingestellt, denn auch ich möchte nicht auf Penicillin, Zahnbehandlung und Blinddarmoperation verzichten. Im Berufsleben müssen wir den Verstand einsetzen, das ist doch selbstverständlich, und wenn ich über eine Straße gehe, folge ich nicht blind einem emotionalen Impuls, sondern achte auf den Verkehr und schalte das Denken nicht ab.

Aber das alles ändert sich, wenn es um die Liebe geht. Daß ich im Zustand der Liebe bin, sagt mir nicht das Denken, sondern die Seele. Natürlich muß ich, um über die Liebe ein Buch zu verfassen, und auch jetzt, während ich diese Sätze niederschreibe, den Verstand einsetzen, und der Leser soll ihn benutzen, um diese Sätze zu verstehen. Es besteht aber ein Unterschied zwischen der Liebe selbst und dem Schreiben über die Liebe, so wie eben ein Unterschied besteht zwischen einer realen Rose und dem Wort Rose. Wenn ich über die Rose schreibe, ist das Geschriebene, so detailliert es auch sein mag, niemals eine Rose. Das Beschreiben der Liebe ist demnach nicht der Zustand der Liebe selbst.

Schon die Tatsache, daß ich schreibe, damit der Leser nachdenkt, zeigt, daß ich nicht verstandesfeindlich bin. Wenn ich ein Buch schreibe, muß ich das Denken als Werkzeug benutzen, um für andere etwas verständlich zu machen. Zur Kommunikation benötigen wir eben das Werkzeug Sprache, aber ich muß nochmals sagen, daß Beschreibung und Erläuterung nicht die Sache selbst ist. Wir brauchen zwar die Sprache, um uns über etwas verständigen zu können, doch wir brauchen dieses Werkzeug nicht, um die Sache selbst, nämlich zum Beispiel die Liebe, zu erleben. Das wollte ich bewußt machen.

Im Zustand der Liebe löst sich das Denken auf, das Werkzeug ist nicht mehr sinnvoll, es ist sogar störend, wenn es sich einmischt. Liebe kann nicht mit dem Denken konstruiert werden, wie ein technisches Gerät, denn sie entsteht nur, wenn das Denken still wird und sich nicht einmischt. Im Zustand dieser Stille öffnet sich ein Erlebensbereich, den viele gar nicht mehr erfahren können, weil ihr Denken nicht zur Ruhe kommt.

Liebe kann sich nicht entfalten, wenn sie vom Denken daran gehindert wird. Es ist schwer, das mit Worten auszudrücken, das weiß ich, aber ich versuche es trotzdem. Hinter den Worten und hinter diesen Gedanken tritt dann die Wirklichkeit hervor. Das habe ich versucht, klarzumachen, und es ist keineswegs verstandesfeindlich, wenn man den Verstand in seine Grenzen verweist. Er hat seine Funktion in der Wissenschaft, der Technik und im Beruf, das soll nicht abgewertet werden, aber er hat nichts mehr zu suchen, wenn es um seelisches Erleben geht – und die Liebe ist ein solches seelisches Phänomen, das sich zurückzieht, sobald sich das Denken einmischt.

Wir brauchen auch das Denken nicht, um Liebe zu erkennen und zu benennen. Brauchen wir den Verstand, um den Schmerz an der heißen Ofenplatte zu fühlen? Wir fühlen ihn unmittelbar.

Liebe gehört zu diesen seelischen Tatsachen, die unmittelbar da sind. Wenn Sie ins Wasser springen, fühlen Sie direkt die Tatsache der Körpergefühle; Sie überlassen sich ganz einfach dem Erleben, sofern Sie schwimmen können. Sind Sie Nichtschwimmer, dann ist keine Zeit für große Überlegungen; Sie versuchen, sich zu retten, und handeln spontan, direkt aus der Situation heraus; Sie rufen zum Beispiel um Hilfe und versuchen, Schwimmbewegungen zu machen, Sie versuchen, sich über Wasser zu halten; die Handlung erfolgt direkt aus dem Erlebnis heraus.

Prof. Keutler meint zwar, das Beste, was er hätte, wäre nun mal der Verstand. In der Berufswelt mag das zutreffend sein, aber im Kontakt zu Menschen gibt es noch etwas Besseres, nämlich die Liebe. Die Liebe ist zumindest das Schönste, was wir haben, das, was uns glücklich macht und unserem Leben Sinn und Energie vermittelt. Alles zu seiner Zeit: das Denken, um ein Flugzeug zu bauen, die Liebe aber, um glücklich zu sein und um intensiv das Erfülltsein von Glück und Energie zu fühlen.

Ich gebe dem seelischen Bereich eine besondere Bedeutung und bin mir völlig sicher, daß trotz Technik, Wissenschaft und Computerzeitalter dieser Bereich für die Gesundheit und Lebensfreude der wichtigste ist.

»›Ich bin ein Verstandesmensch und mag keine Sentimentalität‹, sagt mein Mann.« Ein Gespräch

Frau Karin T. saß mir angespannt gegenüber und versuchte, die Tränen zu unterdrücken. Sie war etwa Mitte Dreißig und wirkte trotz ihres derzeitigen Kummers sehr lebensbejahend.

Karin: »Unsere Ehe ist in einer Krise, weil ich den Kontakt zu meinem Mann verloren habe. Er ist beruflich sehr erfolgreich, und es geht uns finanziell also gut. Wir sind jetzt drei Jahre verheiratet, und ich sehe es heute so, daß ich ihn geheiratet habe, weil er beruflich erfolgreich war, weil er mir viele Einladungen in Restaurants und schöne Urlaubsorte bieten konnte. Er war mir intellektuell überlegen, ich habe gerne mit ihm diskutiert und auch gestritten, das war sehr anregend. Sexuell war unsere Beziehung dagegen für mich weniger befriedigend, denn er reagierte sich einfach nur an meinem Körper ab, und Zärtlichkeit oder innige Liebesgefühle konnten sich im Bett deshalb nicht entwickeln. Ich habe das aber in Kauf genommen und dachte mir, daß sich das wohl noch im Laufe der Ehe ändern wird, daß ich ihm einfach Zeit lassen müßte.«

»Ist Liebe und Zärtlichkeit abhängig von der Zeit? Diese Frage sollten wir uns hier einmal stellen. Liebe ist etwas, das aus der Seele entspringt, sie hängt also von der seelischen Struktur und Entwicklung ab; solange diese auf einer unterentwickelten Stufe stehenbleibt, wird sich nichts ändern.«

Karin: »Ich habe mit ihm darüber diskutiert. Ich sagte ihm, daß ich ihn lieben würde, und fragte ihn, ob er mich auch liebt. Er sagte, natürlich würde er mich lieben, sonst würde er sich ja gar nicht mit mir beschäftigen, sonst hätte er mich auch nicht geheiratet. Nun sehe ich, daß er sich aber gar nicht mit mir beschäftigt, sondern mich eben nur in seinem Lebensumfeld haben will, weil ich gut aussehe und ein Mann in seiner Position auch repräsentieren will; außerdem bin ich nicht dumm und liebe wie er die Geselligkeit. Er genießt es, wenn andere Männer ihn um mich beneiden; insofern braucht er mich.

Ich bin für ihn in seiner Welt das Statussymbol Frau, das er vorzeigen kann, wie er auch mit anderen Statussymbolen gerne beeindrucken will. Auch seine oberflächliche Reserviertheit stört mich mittlerweile; seine Kontakte sind alle sehr oberflächlich, und er geht ernsthaften Gesprächen aus dem Weg. Ich warf ihm vor, daß er keinerlei tiefe Gefühle zeigt, weder mir gegenüber noch anderen Menschen gegenüber. Er antwortete: ›Ich bin eben ein Verstandesmensch und mag keine Sentimentalität.‹ Er empfindet Gefühle als eine Art Schwäche.«

»Es ist falsch, Gefühle pauschal als ›Sentimentalität‹ abzutun. Es ist außerdem falsch, Gefühle als Schwäche anzusehen.«

Karin: »Er sagte, daß Gefühle etwas Weibliches seien, das er an Frauen schätzen würde, aber Emotionalität wäre im Grunde etwas Unmännliches, und ich sollte doch froh sein, daß er ein richtiger Mann wäre, deshalb hätte ich ihn ja auch geheiratet; sonst hätte ich einen ›Softie‹ heiraten müssen, aber Softies würden Frauen, das wüßte er, weniger lieben.«

»Es ist der große Irrtum des Mannes, daß er glaubt, Emotionen seien etwas Unmännliches – ein richtiger Mann müsse nur den Verstand gebrauchen, um Erfolg zu haben und bei Frauen beliebt zu sein. Der Softie, von dem er so verächtlich spricht, ist ein etwas anderer Typ; er ist zwar einerseits gefühlvoll, verständnisvoll und redet viel über sich und seine Beziehung, er geht auf die Frau ein, aber er ist deshalb in Verruf geraten, weil es sich um einen Männertypus handelt, der vieles zerredet und problematisiert, so daß sich der Gefühlskontakt von Partner zu Partner oft nicht direkt ereignen kann. Dann ist der gefühlsdirekte Mann, der ohne Umschweife seine Gefühle zum Ausdruck bringt und so handelt, wie er fühlt, doch wieder angesehener als der Softie.

Der reine Verstandesmensch aber, der Emotionen als unmännlich charakterisiert, spaltet sich von seiner Gefühlswelt ab und wirkt nach der ersten Faszination seines sachlichen Auftretens eher ernüchternd.«

Karin: »Ernüchternd ist das richtige Wort. Mein Mann ernüchtert mich, er wirkt auf mich kalt, und in seiner Gegenwart beginne ich manchmal zu frieren; anstatt Wärme und Offenheit entsteht in mir Kälte und Distanz. Ich fühle mich nicht wohlig warm, sondern ungeborgen, finanziell schon geborgen, aber seelisch ungeborgen. Er weiß immer genau, was er will, und alles hat seine Ordnung und seinen Platz. Er haßt Chaos, Unpünktlichkeit, Spontaneität – er ist ein Perfektionist.«

»Das vervollständigt das gesamte Bild. Ein Verstandesmensch ist meist ein Perfektionist!«

Karin: »Das geht leider so weit, daß er nach seinem Orgasmus sofort duschen geht und dann frohgelaunt wieder ins Bett kommt, höflich ›Gute Nacht‹ sagt, sich auf die Seite dreht und mit sich selbst und der Welt zufrieden einschläft.«

»Sexualität erfüllt, Trieb befriedigt: Mann gewesen, morgen beginnt ein neuer Tag – Liebe hat in dieser Welt keinen Platz.«

Karin: »Ich glaube, er kann gar nicht lieben. Er weiß nicht, was das ist. Er will es auch nicht wissen. Ich habe ihm das Buch ›Die Liebe‹ vor einem Jahr geschenkt, aber er hat es bis heute nicht gelesen. Sein Kommentar war: ›Das ist etwas für Frauen oder für neurotische Männer, die alles problematisieren müssen. Wir beide brauchen so etwas nicht, wir tun's.‹ Was er aber unter Tun versteht, läßt mich allein. Oder bin ich vielleicht zu anspruchsvoll, wenn ich nach mehr Zärtlichkeit und Gefühl suche?«

»Man kann auf der Stufe der Körperlichkeit leben, essen, trinken, Sport treiben, Sexualität, Fitneß, Leistung und Unterhaltung aufeinander abstimmen.

Man kann auch die Körperlichkeit mit dem Verstand verbinden und neben Körperlichkeit ein intelligenter Denker werden, alles zu erklären versuchen, Wissen ansammeln, Geld verdienen, Karriere machen, Kunst sammeln, Status aufbauen, Kontakte pflegen, sich intelligent unterhalten, sein Leben im Sinne der Gesellschaft richtig und korrekt führen und so ein angesehener Bürger sein, Kinder zeugen, die Kinder auf die richtigen Schulen schicken, sich fit halten, also oberflächlich alles richtig machen und doch ein sehr mittelmäßiges Leben führen, das Leben eines Verstandesmenschen ohne Emotionalität.

Es gibt aber noch einen dritten Bereich, den Bereich des Seelischen, und der hat nichts mit ›Sentimentalität‹ zu tun. Aus Angst wird er vom Mann als angeblich ›sentimental‹ abgewertet. Trotz Erfüllung aller äußeren Voraussetzungen – wie körperliche Attraktivität und Gesundheit, Erfolg im Beruf, Intelligenz, Geselligkeit und normales Eheleben – kann die Liebe hier keinen Platz zur Entfaltung finden. Das wird ein ›Verstandesmensch‹ zwar nur schwer verstehen können, und er wird auch nicht darüber nachdenken wollen, aber es ist so. Und Ihr Mann wird spätestens dann auf diesen Bereich stoßen, wenn Sie die Scheidung einreichen. Dann wird er sich wohl die Frage stellen: Warum?«

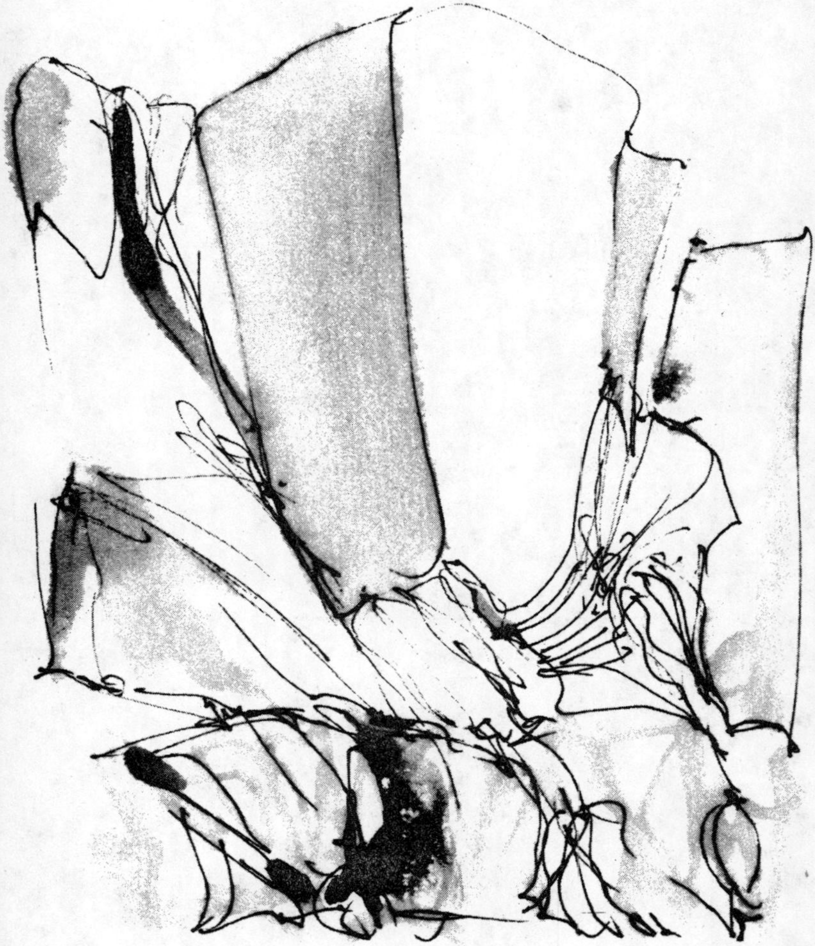

3. Kapitel
Die verdrängte Seele

»Beseelte Blumen duften,
daß selbst die Unbeseelten
den Himmel spüren.
Die Unbeseelten stehen da wie verzaubert
und fangen an zu lächeln
und zu blühen.«

Hans Arp

Im ersten Kapitel wies ich auf die Körperbetonung hin, im zweiten auf die Verstandesfixierung; beides verbindet sich oft zur Gemeinsamkeit von Körper- und Verstandesfixierung. Der dritte große Bereich ist die Seele. Nun würde es zur sprachlichen Folgerichtigkeit passen, wenn eine ›Seelenfixierung‹ bestehen würde. Aber das Gegenteil ist der Fall: Der Mann ist nicht auf sein Seelenleben fixiert, sondern er nimmt diesen dritten Bereich meist gar nicht zur Kenntnis – er verdrängt das Seelische.

In einer Schemazeichnung könnte man die drei Bereiche in einem Schichtenmodell so darstellen:

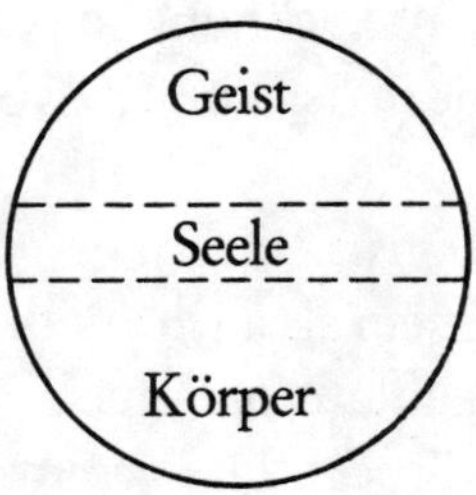

In diesem Modell würde die Seelenschicht des Mannes nur einen kleinen Raum einnehmen. Das Schichtenmodell trifft die Wirklichkeit aber sehr ungenau. Es handelt sich bei der Gesamtstruktur nicht um drei verschieden große Schichten, sondern um miteinander vernetzte Bereiche.

Der Körper ist die materiell sichtbare Basis des Lebens. Der Geist (Verstand) bildet durch das Großhirn und seine Funktionsweise eine Art Oberbau, ein Steuerungsorgan für intelligentes Handeln des Körpers, für den Einsatz von Händen, Füßen und Sprache. Die Seele kann dagegen nicht auf ein körperliches Organ bezogen werden, wie etwa das Denken auf das Gehirn. Das Denken wird zum Beispiel durch eine organische Verletzung des Gehirns ge- und zerstört. Die Seele, bzw. das Seelenleben, ist weder im Gehirn auszumachen noch im Nervensystem, nicht im Herz, nicht im Kreislauf, nicht im Bauch, im Darm oder im Sexualorgan, obwohl sie dort überall wirkt. Deshalb sagen Chirurgen mitunter lächelnd: »Bei allen meinen Operationen konnte ich keine Seele finden.« Die Seele läßt sich also nicht physiologisch (physikalisch-chemisch) an einem bestimmten Ort im Körper lokalisieren, auch nicht im Gehirn, obwohl das Gehirn für das Seelenleben eine wichtige Rolle spielt.

Die folgende Schemazeichnung soll darstellen, wie man sich den Bereich Seele in der Einheit ›Körper–Seele–Geist‹ vorstellen könnte.

Ich habe die Seele ins Zentrum gestellt, denn sie wirkt sowohl auf den Geist ein als auch auf den Körper, und sie wird vom Geist beeinflußt und auch von der jeweiligen Befindlichkeit des Körpers. Das gesamte Zusammenspiel

Die Seele im Zentrum

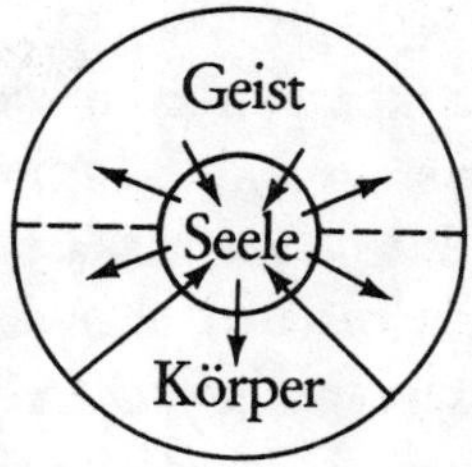

ist – anders als die vereinfachte Darstellung vermuten läßt – jedoch hochkompliziert.

Die Griechen waren der Auffassung, in einem gesunden Körper müsse automatisch auch ein ›gesunder Geist wohnen‹. Es verhält sich jedoch etwas anders: Die Seele beeinflußt den Geist und umgekehrt, und diese beiden beeinflussen den Körper. Wir wissen heute, daß eher Geist und Seele die Befindlichkeit des Körpers steuern als umgekehrt. Ich sage deshalb: Eine gesunde Seele macht den Körper gesund, und eine erkrankte Seele führt zu organischen Erkrankungen des Körpers. Die psychosomatischen Erkenntnisse der Medizin und Psychotherapie bestätigen Jahr für Jahr mehr und mehr diesen Zusammenhang.

Das Schichtenmodell der einfachen Dreiteilung ist deshalb viel zu grob. Das komplizierte Zusammenspiel von Körper, Seele und Geist ist in seiner genauen Struktur wissenschaftlich nach wie vor – trotz Sigmund Freud, Psychoanalyse und klinischer Psychologie – recht unbekannt. Die empirische naturwissenschaftliche Methode, die so erfolgreich bei der Erforschung der Körperfunktionen ist, tastet sich nur mühsam an das Seelenleben des Menschen heran.

Die Physiologen konnten zwar viele chemische Vorgänge im Nervensystem und Gehirn aufklären, sie konnten deshalb auch Psychopharmaka und ihre Reaktionen im Nervensystem erforschen, aber das Seelische hat sich bis heute der naturwissenschaftlichen Forschungsmethode weitgehend entzogen. Es wäre jedoch kurzsichtig, dieses so schwer Faßbare deshalb als nicht existent zu betrachten. Die Hypnose zeigt uns ja, daß es hier Phänomene gibt, die zwar nicht wissenschaftlich genau erklärbar, aber dennoch real sind, wenn zum Beispiel der Hypnotisierte mit Wonne in eine Zitrone beißt, weil er durch den Hypnotiseur in seinem Erleben so eingestimmt wurde, daß er meint, er würde in einen süß-saftigen Pfirsich beißen.

Die objektive sinnliche Wahrnehmung wird über den Geist manipuliert. Das ist mit wissenschaftlich-logischer Denkweise nicht erklärbar, dennoch existiert die Tatsache der veränderten subjektiven Wahrnehmung, die sensationell jeder Objektivität zuwiderläuft.

Wir sollten uns also mit dem Zusammenwirken von Geist, Seele und Körper beschäftigen, denn es ist heute endgültig widerlegt, daß die Seele etwas ist, das man als etwas Unbedeutendes vernachlässigen kann.

Der Bereich der Seele ist dem Mann unheimlich, denn hierzu gehören das Unbewußte, die Träume, Gefühle wie Liebe, Aggression, Angst und Haß. Mit den positiven Gefühlen wie Freude, Begeisterung, Lachen, Beschwingtheit kann sich der Mann identifizieren, aber es ängstigen ihn die negativen Gefühle, wie Trauer, Angst, Abhängigkeit, Unsicherheit. Anstatt sich diesen Gefühlen zu stellen, sie zu betrachten, sie in sein Leben einzubeziehen, flieht er davor und verleugnet oft den gesamten Bereich seines Seelenlebens. Dabei spaltet er sich von der Einheit der Lebendigkeit ab und läßt nur Körper und Geist als existent gelten – Seelenleben wird dann zu einer Tabuzone.

Diesem großen Irrtum unterliegt die Frau weniger. Sie akzeptiert das Seelische von Kindheit an in ihrem Leben, sie entwickelt eine lebendigere Beziehung zu ihrer Gefühlswelt, zum Bereich ihres sinnlichen Erlebens, zu den Bereichen der Träume und ihres Unterbewußtseins. Die Frau ist deshalb psychologisch gesehen das gesündere Lebewesen, sie ist seelisch-geistig reifer und entwickelter als der Mann. Der Mann spürt das, und er empfindet deshalb trotz seiner finanziellen und intellektuellen Überlegenheit über die Frau (durch die gesellschaftsbedingten Vorteile) einen innerlichen Zweifel an seiner Überlegenheit, der ihn gegenüber der Frau verunsichert. Dieser Zweifel führt den Mann in den meisten Fällen zu Kompensationen: Er entwickelt ein trotziges männliches Gehabe. Aber dieses Aufplustern hilft ihm nicht wirklich; seine Lage wird dadurch eben nicht besser, sondern eher schlechter. Und die Frau denkt: Was hat er nur? Was ist mit ihm los, daß er sich so seelenlos verhält?

Die Frau erklärt ihm seine ›Oberflächlichkeit‹, sein Machtgehabe, seine Angst vor Gefühlen, aber er verschließt sich immer mehr, um diese Schwäche nicht zugeben zu müssen.

Die verdrängte Seele ist die größte Schwäche des Mannes, die er durch um so stärkere Körper- und Vernunftfixierung auszugleichen versucht. Es gibt für den Mann nur einen Weg aus dieser Sackgasse: die Schwäche anzunehmen, die abgespaltene Seele in ihrer Bedeutung zu erfassen, sie in das eigene Leben aufzunehmen, um schließlich zur Reifung der Gesamtstruktur zu gelangen. Der Mann wird erst gesund (heil, im Sinne von vollständig) und glücklich werden, wenn er die Seelenverleugnung aufgibt und seelisch nachreift.

Ich kann die Frauen nur um Geduld bitten: Habt Nachsicht mit den Männern, kämpft nicht gegen sie, sondern helft ihnen dabei, auch wenn es oft aussichtslos erscheint.

Was ist das: ›Seelenleben‹?

Ich möchte nun versuchen, die schwierige Aufgabe anzugehen, das Seelische zu erläutern, denn viele Männer fragen mich oft mit leicht ironischem Unterton, was ›Seelenleben‹ überhaupt sei. Dagegen bereitet das Verstehen der Funktion des Geistes (Vernunft, Intellekt) meist keine Verständnisschwierigkeiten.

Das Erleben wird geprägt von der sinnlichen Wahrnehmung. Die Umwelt ist elementar nur erfahrbar über das Sehen, Hören, Riechen, Schmecken und Tasten. Diese fünf Sinnesorgane sind Einlaßtore für das Erleben, das einen subjektiven Eindruck hinterläßt und danach, als Ausdruck transformiert, die Seele wieder verlassen kann. Das Auge ist als reines Sinnesorgan noch nichts Seelisches – die Beeindruckung des Gesehenen auf unser Erleben und die zum Ausdruck gebrachte Wirkung machen erst das Seelische deutlich.

Ein Maler, der seine erlebten optischen Sinneseindrücke aufs Papier bringt, gibt Seelisches zum Ausdruck; das gleiche macht der Musiker mit Tönen und der Dichter mit Sprache.

Ich sage oft, Künstler lassen seelisches Erleben in ihrem persönlichen Ausdruck gerinnen. Die meisten Menschen glauben jedoch, sie besäßen kein künstlerisches Talent, um sich auf dem Papier, auf einem Instrument oder in einem Gedicht ausdrücken zu können; ihr Ausdrucksmedium ist deshalb ihr eigener Körper, der ihre Befindlichkeit, Stimmung, Gefühle darstellt, und das Gespräch.

In Erzählungen teilt sich das Seelische mit, wenn Herr Schmitt etwa sagt: »Heute früh war Nebel, und die Landschaft sah melancholisch aus.« Oder wenn er sagt: »Ich habe Hans getroffen; er wirkte schlecht gelaunt, seine Ausstrahlung war verspannt, und ich habe mich deshalb schnell wieder von ihm verabschiedet; danach war ich richtig erleichtert.«

Die Sinnesreize dringen täglich in uns ein, werden ›empfunden‹ und als eine Art ›seelischer Verdauungsprozeß‹ durch verschiedene Arten von Ausdruck wieder ›ausgeschieden‹. Für das seelische Gleichgewicht ist dieser Prozeß der Ausscheidung sehr wichtig. Der Mensch ist, grob vereinfachend gesprochen, ein Rohr: Auf der einen Seite geht die Welt mit ihren Reizen hinein, im ›Rohr‹ wird gewertet und gefühlt, und das Gefühlte verläßt das Rohr wieder als Ausdruck zur inneren Befreiung und als Kommunikation zur Unterhaltung für andere. Dieser gesamte Vorgang ist Seelenleben.

Ich halte sinnliche Erfahrung für besonders wichtig und nenne die Geöffnetheit für die Außenwelt Sensitivität. Sich beeindrucken zu lassen, mit voller Aufmerksamkeit (in innerer Stille), ist die Voraussetzung für den Vorgang der Liebe, der sich dann einstellen kann.

Ein Mensch, der nicht sensitiv geöffnet ist, geht an der Außenwelt vorbei; sie kann seine Seele nicht berühren; er sieht nichts, hört nichts, liebt also nichts und bringt deshalb auch nichts Seelisches zum Ausdruck. Er redet vielleicht über ›Sachliches‹, aber seine Seele bleibt dabei unbeteiligt. Weil er nichts Seelisches ausdrückt, wirkt er auf andere flach wie eine Schachfigur, und er wird deshalb auch so behandelt; wie eine Figur wird er geschoben; er zeigt kein wirkliches Eigenleben, weil seine Seele nicht mitschwingt.

Im Vorgang der Liebe wird das Seelenleben besonders deutlich. Wenn ein Mensch in mir Liebe weckt (sofern ich sensitiv bin), kommt diese innere seelische Schwingung auch nach außen zum Ausdruck, in meinem Gesicht, in meiner Körpersprache, im Klang meiner Stimme und schließlich auch in den Worten.

Was geschieht, wenn diese innere Instanz des Seelischen verdrängt, verleugnet wird, wie das bei vielen Männern der Fall ist? Zuerst werden die Pforten der Sinne verengt, nicht im Sinnesorgan selbst, sondern über das Denken in Form von Einstellungen, Vorstellungen. Es gibt viele Männer, die dem weiblichen Geschlecht gegenüber bestimmte Vorstellungsbilder entwickelt haben; eine Frau hat dann in ihrem Welt- und Menschenbild ganz bestimmte Kriterien zu erfüllen; sie sollte etwa dunkelhaarig sein, über gewisse Gesichts- und Körperformen verfügen, einer klar abgegrenzten Altersgruppe angehören und einem bestimmten Modestil entsprechen. Wahrnehmung wird selektiert vom inneren Zensor, und es fällt diesen Männern dann nur noch das auf, was diesem inneren ›Bild‹ entspricht; ihre Sensitivität ist also eingeschränkt und nicht mehr frei.

Ich kenne einen Mann, der ein so festumrissenes Bild der Frau in sich trägt, so daß er nur etwa alle zwei Jahre sagt: »In diese Frau könnte ich mich verlieben.« – Wenn er sie dann kennenlernt, stimmen oft die sonstigen Kriterien, wie Beruf, Bildung, Freizeitverhalten, verbaler Ausdruck, nicht mit seiner Vorstellung überein, und er ist deshalb mit vierzig Jahren immer noch alleinlebender Single, obwohl er sich gerne verlieben und auch heiraten würde. Aber er kann sich nicht verlieben, weil diese Vorstellungen immer wieder seine freie Aufmerksamkeit blockieren.

Freies Seelenleben kann sich nicht ungehemmt entfalten, wenn die Einstellungsinstanz immer wieder als Zensor auftritt und das Fließen der seelischen Energie verhindert. Die Einstellungsinstanz wird im Geist gebildet. Der Bereich Geist ist also nicht nur für logisches Denken und das Werkzeug Intelligenz zuständig, sondern auch für alle Vorstellungsbilder.

Einstellungen und Vorstellungen können Gift für die Seele sein, wenn sie einengenden, wertenden oder gar pessimistischen Einfluß ausüben. Der Pessimist drückt dem Erleben den Stempel seines Pessimismus auf, wie natürlich andererseits der Optimist das Positive seinen Erlebnissen aufprägt. Deshalb ist die Seele leider zumeist keine neutrale Durchgangsstation für das Erleben, sondern eine Station, in der ›Positives‹ und ›Negatives‹ gefiltert und sortiert werden. Die Einstellungsinstanz trennt Unerwünschtes ab, läßt das eine zu und sperrt das andere aus. So entsteht der Konflikt, die innere Spannung und Unausgeglichenheit. Die innere Freiheit des Erlebens ist gestört, der Sinneseindruck fließt nicht mehr ungehindert durch das ›Rohr‹ der lebendigen Seele hindurch, sondern er wird umgeformt, gefärbt und bearbeitet. Der Ausdruck, der nach dieser Bearbeitung herauskommt, offenbart das subjektive Seelenleben.

Der Mann, der seiner Einstellungsinstanz folgt, konstruiert sich seine Wahnwelt und interpretiert entsprechend die Außenwelt. Er wirkt auf andere durchaus normal, aber er ist ›ver-rückt‹ in dem Sinne, weil er alles, was geschieht, nach seiner Vorstellung innerlich verändert, verzerrt und subjektiv zurechtrückt. Dieses Zurechtrücken verzerrt die Wirklichkeit. Die Wirklichkeit ist dann nicht mehr in Offenheit und Freiheit erfahrbar. Verleugnetes Seelenleben ist also ein Abwenden von der inneren Geöffnetheit für das Fließen. Die Sensitivität ist blockiert, und Liebe wird zum Ausnahmeereignis.

Die folgende Schemazeichnung verdeutlicht etwas diesen Vorgang:

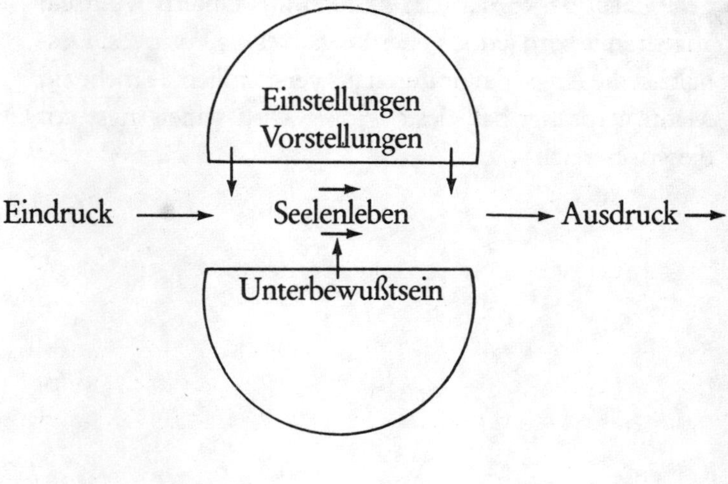

Auf das Erleben, das Durchströmen des Eindrucks, nehmen zwei Instanzen Einfluß: die im Bewußtsein gebildeten Einstellungen und Vorstellungen sowie das Unterbewußtsein mit nicht bewußten Vorstellungsbildern und Einstellungen. Vor allem Grundeinstellungen wie Optimismus oder Pessimismus sind ins Unterbewußtsein abgesunken und wirken von dort auf das aktuell Erlebte ein. Die Angst der Männer vor dem Seelenleben ist weniger die Angst vor den bewußten Einstellungen, auch nicht vor dem Vorgang des Durchflossenwerdens von Energie, sondern vor dem geheimnisvollen Bereich des Unterbewußtseins, vor diesem Dunkel, das in den Träumen aufsteigt und das Sigmund Freud in der Psychoanalyse ans Licht geholt und analysiert hat.

Im Unterbewußtsein lagern die verdrängten Triebwünsche, die verdrängten und verleugneten negativen Lebenserfahrungen und die damit verbundenen Ängste. Das Unterbewußtsein wirkt ständig auf das Erlebte ein, es behindert oder fördert das Erleben. Ins Unterbewußtsein abgedrängt wird jedoch eher Negatives als Positives. Deshalb ist die Angst davor durchaus verständlich. Je mehr ein Mann verdrängt hat, desto größer wird seine Angst vor diesem Bereich.

Ist Innerlichkeit unmännlich?

Das Seelenleben wird im allgemeinen Sprachgebrauch (nicht von Psychologen) oft auch als ›Innerlichkeit‹ bezeichnet. Dieser Begriff ist meist negativ gemeint, im Sinne eines Rückzugs von der Außenwelt auf die Innenwelt. So wird etwa in gesellschaftspolitischen Diskussionen damit der Rückzug aus der politischen Tätigkeit jeder Form auf das private Glück angeprangert. Die Liebe gilt zum Beispiel als ein solches privates Glück.

Ich habe die negative Bewertung der Innerlichkeit nie verstanden und nie als richtig akzeptiert. Was nützt mir äußerliche Betriebsamkeit, wenn sie nicht von meiner Innerlichkeit getragen wird? Unter Innerlichkeit verstehe ich allerdings nicht den Rückzug in das ›Schrebergartenglück‹ des Bürgers, der sich aus Enttäuschung und Frustration einfach nur äußerlich zurückzieht, ohne die Innerlichkeit der Seele wirklich zu erleben, denn die hat er schon längst viel früher verloren.

Für mich ist Innerlichkeit etwas anderes, und ich kann sie auch nicht als unmännlich ansehen. Vor kurzem habe ich folgenden Satz in mein poetisches Tagebuch notiert:

»In der Beobachtung eines Vogels im Gezweig liegt mehr Aktivität und Revolution als in einer Autobombe vor dem Kölner Verfassungsschutz.« – Ich will zu erklären versuchen, wie ich das meine. Ich nehme das Gedicht von Hans Arp zu Hilfe, das diesem Kapitel vorangestellt ist, und möchte es auf meine Weise interpretieren. Arp schreibt:

»Beseelte Blumen duften,
daß selbst die Unbeseelten
den Himmel spüren.«

Der beseelte Mensch, der Innerlichkeit hat, strahlt etwas aus, daß selbst die unbeseelten Verdränger der Seele etwas vom Himmel des Paradieses spüren. Das Paradies ist ständig gegenwärtig; wir müssen uns nur öffnen, und es ereignet sich. Das beseelte Erleben ist das Paradies; es duftet, daß sogar die Unbeseelten, die Abgestumpften, die innerlich Blockierten in manchen Stunden, in denen sie sich seelisch öffnen, davon etwas spüren können. – Arp schreibt im zweiten Satz:

»Die Unbeseelten stehen da wie verzaubert
und fangen an zu lächeln
und zu blühen.«

Unbeseelte werden von beseelten Menschen so verzaubert, daß sie zu lächeln und zu blühen beginnen. Die Frau ist für den Mann eine solche beseelte Blume, deren Duft ihn, wenn er sich verliebt, den Himmel des Paradieses spüren läßt. Die Liebe zu einer beseelten Frau ist für den abgestumpften und verdrängenden Mann eine große Chance. Aber nicht nur die Frau hat diese Funktion, auch der Dichter und der Künstler, der dem Mann etwas von beseelter Innerlichkeit, einen Duft davon, vermittelt.

Innerlichkeit führt zur Liebe, Freiheit und Offenheit. Psychische Innerlichkeit, die ich meine, ist niemals Rückzug aus der Außenwelt, sondern das genaue Gegenteil: die Öffnung zur Außenwelt hin, die Öffnung gegenüber der Blume, dem Vogel, dem Grashalm und der Linie des Horizonts. Sensitivität ist diese Öffnung, die Innerlichkeit aufschließt. Diese Sensitivität ist weder männlich noch weiblich, sie ist für jeden der Weg zur Außenwelt und gleichzeitig zur seelischen Innenwelt. Sogar die Unbeseelten beginnen dann zu lächeln und zu blühen. Das seelische Erleben fließt nun frei und ungehindert. Dieser Vorgang ist seelische Gesundheit und Heilung aller bisherigen Behinderungen und Anspannungen.

Nur durch Innerlichkeit wird Äußerlichkeit überhaupt sinnvoll. Äußerlichkeit ohne Innerlichkeit ist reiner Aktionismus, sie wirkt schädigend auf das Äußere ein, sie ist der Krankheitsprozeß einer seelischen Störung. Innerlichkeit, Beseeltheit, Seelenleben – das ist niemals unmännlich, wie Liebe niemals nur weiblich ist, sondern natürlich auch männlich. Die großen beseelten Künstler wie Hans Arp haben spontan aus ihrer Innerlichkeit heraus gedacht und gehandelt, ohne eine psychologische Erklärung oder Rechtfertigung dafür parat zu haben.

Der Weg in die Innerlichkeit ist jedoch vielen Männern versperrt, solange die Abwertung von Seele, Sensitivität und Innerlichkeit durch die Köpfe geistert. Ein Bekannter, mit dem ich einmal einen Spaziergang durchs Bergische Land bei Köln machte, sagte mir, nachdem ich ihm die Pflanzen zeigte, das Moos, die vibrierenden Blätter im Wind, den Duft am Waldrand mit Worten zu beschreiben, ihm die ziehenden Wolken am Himmel zu deuten, die Gerüche zu benennen versuchte: »Das ist alles wunderschön, aber das dürfen wir zu Hause niemandem erzählen, daß uns das innerlich berührt, denn die würden uns sonst für verrückt erklären.«

Sensitivität zeigte uns das Paradies, und er dachte daran, daß die anderen uns für verrückt erklären könnten. In welcher Menschenumwelt leben wir eigentlich, daß sich ein Mann scheut, davon zu erzählen, was ihn innerlich beglückt und verzaubert hat? Ich sage nochmals: Innerlichkeit ist weder weiblich noch männlich, sie ist weder privat noch politisch, sie ist die Basis für Lebendigkeit. Sie erst öffnet das Tor zum Sinn des Lebens und zur inneren Gesundheit. Innerlichkeit ist außerdem die Voraussetzung für den Gang in die Offenheit und Freiheit. Liebe entsteht nur auf dieser Basis, nicht nur die Liebe zum anderen Geschlecht, sondern auch die Liebe zum Leben, zur gesamten Umwelt, zum Vogel im Geäst, zum Fisch im Gewässer, zum Blatt am Strauch und zur ziehenden Wolke am Himmel.

Ein Psychologe sagte vor einiger Zeit zu mir im Gespräch: »Die Menschen suchen alle das Paradies im Leben, und weil sie es nicht finden, werden sie so enttäuscht, frustriert, aggressiv und schwierig.« Ich antwortete: »Das Paradies liegt vor unserer Nase, es ist bereits da, wir müssen nicht danach suchen, es muß nicht irgendwo gefunden werden, zum Beispiel im Urlaub in fernen südlichen Regionen, es ist mit uns, jetzt, in diesem Augenblick.«

Die meisten Menschen beklagen sich ständig, sie schimpfen und jammern, weil diese und jene Erwartungen nicht erfüllt werden. Erwartungen aber spalten uns ab von der Wirklichkeit, sie entfremden von der Gegenwart. Das Paradies ist offen; in dem Moment, in dem wir sensitiv unsere Sinne öffnen und Innerlichkeit, Seelenleben zulassen, geschieht die Liebe, die dem Leben Sinn und Kraft gibt; die Kraft strömt herein, sie gibt der Seele Nahrung, Sauerstoff für die Flamme der Liebe zum Leben.

Innerlichkeit ist männlich und weiblich, sie ist die wahre Revolution, die allein die Welt verändern – im Sinne von ›verbessern‹ – kann. Ein Tag ohne diese Liebe ist ein Tag, der mir, dir und allen anderen nur Schaden zufügt.

»Welche Vorteile hat der Mann, sein Gefühlsleben zu verdrängen?« Ein Gespräch

Frau Silke F. ist etwa 35 Jahre alt. Sie tritt selbstbewußt auf und wägt ab, ob sie sich scheiden lassen soll. Silke hat im Urlaub einen jungen Mann kennengelernt, in den sie sich verliebte, aber sie sagt, sie würde auch ihren Mann noch lieben.

Silke: »Mein Mann hat sich total von der Außenwelt zurückgezogen. Er hatte vor zwei Jahren ein Magengeschwür, und der Arzt sagte, das wäre psychosomatisch bedingt. Er hat ihm ein Medikament gegen Angst verschrieben.

Mein Mann sieht am Feierabend nur noch fern; Freunde oder Bekannte will er nicht mehr sehen. Er sagt, daß ihn nichts mehr innerlich berühren würde. Mein Mann ist unglücklich, obwohl er dieses Wort nicht gelten läßt, und er trinkt jeden Abend Rotwein, weil ihn das ›beruhigen‹ würde. Ich verstehe aber nicht, warum er sich beruhigen muß, denn er erlebt ja überhaupt nichts Aufregendes. Da müßte ich viel beunruhigter sein, denn ich habe einen jüngeren Freund, den ich sehr gerne habe, der mir wieder

Lebensfreude vermittelt. Er ist sehr eifersüchtig und will, daß ich mich scheiden lasse. Ich habe aber ein Gefühl von Verantwortung für meinen Mann, außerdem liebe ich ihn noch. Ich liebe also zwei Männer, aber das ist jetzt nicht das Problem; es geht mir um meinen Mann; ich will ihn besser verstehen, um ihm besser helfen zu können.«

»Es wäre natürlich viel sinnvoller, wenn dein Mann zu mir kommen würde, um seine Problematik mit mir zu besprechen. Er glaubt, mit dem Rückzug vor den Fernseher und seiner Flasche Rotwein könnte er sich selbst am besten helfen. Dieser ›Rückzug‹ ist ein Signal für eine Erkrankung seiner Seele.«

Silke: »Das streitet er rigoros ab. Er sagt, daß ihm niemand helfen könne, am wenigsten ein Psychologe; er müsse das tun, was für ihn richtig wäre, und er würde sich eben für nichts mehr interessieren; alles wäre nur äußerer Schein, jeder würde sich nur etwas vormachen.«

»Sein Interesse für die Flimmerwelt der Mattscheibe zeigt, daß er nicht ganz desinteressiert ist. Die Angst spielt bei ihm eine Schlüsselrolle: Er hat Angst vor seinen Gefühlen.«

Silke: »Daß er Angst hat, will ich nicht abstreiten; das Psychopharmakon gegen die Angst hilft ihm auch. Ich denke, auch mit Rotwein dämpft er seine Angst. Aber Angst wovor?«

»Männer wollen das Gefühl der Angst, wenn es in ihnen hochsteigt, sofort verdrängen. Ein Mann darf keine Angst haben, das gilt als ganz große Schwäche; von Angst will er nichts wissen und schon gar nicht darüber mit einer Frau reden; er will sie sich nicht einmal selbst eingestehen. Er lenkt sich ab durch Fernsehen.«

Silke: »Mein Mann ist ein Verdränger seiner Gefühle, das ist mir klar. Aber warum verdrängt er das? Warum erkennt er das nicht selbst? Er hält sich doch für sehr intelligent – und er ist auch intelligent; deshalb hat er im Beruf auch Erfolge.«

»Verdrängung und Intelligenz haben nichts miteinander zu tun. Die Intelligenz entspringt dem Geist, sie ist eine Leistungsfähigkeit des Denkens, die Welt der Gefühle aber entspringt der Seele und wirkt auf viele Männer eher hinderlich und störend. Viele Männer hätten am liebsten überhaupt keine Gefühle, sie wollen von Psyche und Seelenleben nichts hören. Deshalb möchte er auch kein Buch über seelische Zusammenhänge lesen; er will sich damit gar nicht erst beschäftigen, denn er glaubt, durch Verdrängung und Ablenkung damit fertigwerden zu können.

Er stellt seine Gefühle in die Ecke, verschließt die Augen und denkt, irgendwie komme ich da schon durch. Deshalb will er auch keine Freunde treffen. Das wäre durchaus sinnvoll, wenn er in der Zeit dieses Rückzugs in sich selbst hineinschauen würde, aber das will er ja auch nicht; er läßt sich von der Flimmerwelt einer banal-belanglosen Fernsehunterhaltung ablenken von sich selbst.«

Silke: »Warum verdrängt er seine Gefühle, warum will er damit nichts zu tun haben, warum redet er abfällig von ›Gefühlsduselei‹? Er hat Angst vor seinen Gefühlen – warum? Wie kommt es zu dieser Verdrängung, und wie kommt er da wieder heraus? Wie kann ich ihm dabei helfen?«

»Das sind sieben Fragen, die schwer zu beantworten sind. Ich will zunächst etwas vorlesen, was ich heute zufällig von dem Psychotherapeuten Arno Gruen in einer Zeitschrift gelesen habe: ›Für Freud war das Unbewußte etwas Gefährliches, das Chaos.‹

Nicht nur für Freud, das ist ganz aktuell für jeden, der Signale aus seinem Unbewußten, ich sage lieber Unterbewußtsein, erhält. Ins Unterbewußtsein abgedrängte Gefühle geben ja keine Ruhe, sie steigen immer wieder nach oben ins Bewußtsein, nicht nur im Nachttraum, auch während Tagtraumphasen. Plötzlich ist ein Impuls da, ein Gefühl, eine Angst, die wie ein Stich in der Herz-, Magen- oder Darmgegend empfunden wird.

Gruen sagt weiter: ›Aber vor dem Unbewußten braucht man keine Angst zu haben. Es kann eine Quelle der Kreativität sein.‹ Es kann . . . wenn man sich dem Unterbewußten mit Neugier öffnet, wenn man es zuläßt, aufnimmt, sich also darauf einläßt.

Gruen weiter: ›Gefährlich wird das Unbewußte nur dort, wo man den Zugang zu ihm verliert.‹

Dein Mann hat diesen Zugang verloren, er versucht täglich erneut, ihn zu verlieren, weil er noch nicht erkannt hat, daß er Positives, zum Beispiel Kreativität, aus dieser abgedrängten, verleugneten Welt seiner Gefühle für sich gewinnen kann. Er zieht sich zurück, weil er spürt, daß mit ihm Unerklärliches geschieht. Der Rückzug könnte ein Segen für ihn sein, wenn er sich den verdrängten Gefühlen nur stellen würde, aber statt dessen lenkt er sich ab mit dem Unterhaltungsangebot des Fernsehens. Und hier wird dieses Medium für ihn schädlich, weil es als Betäubungsmittel benutzt werden kann und von der eigentlichen Aufgabe, zur inneren Welt der Verdrängungen vorzustoßen, sich diesen Gefühlen zu stellen, wegführt. Dein Mann sinkt danach müde ins Bett und hat den Tag herumgebracht, er hat ihn totgeschlagen, er hat sich dabei selbst totgeschlagen, sich seinem Sterben um einen Tag nähergebracht, ohne sich besser verstanden zu haben.

Wir müssen in das ängstigende angebliche ›Chaos‹ unserer unterbewußten Gefühlswelt hineingehen, um uns selbst besser zu verstehen, um mit uns leben zu können, um diese Quelle für Kreativität, Lebendigkeit und Lebensglück zu erfahren. Dein Mann spaltet sich von dieser Quelle ab und wird immer verbitterter und unglücklicher dadurch. Er braucht Hilfe, hier wieder herauszukommen.

Er dämmert mehr und mehr weg, und deshalb müssen wir ihn durch einen Schock aufwecken: Du solltest ihm sagen, daß du die Scheidung einreichen wirst, wenn er sich dem Leben nicht wieder zuwendet. Dieser Schock kann ihn – es gibt natürlich keine Garantie – wieder für die Gegenwart öffnen. Dann solltest du ihm sagen, daß du ihm helfen möchtest, die Gegenwart wieder zu erleben; er soll mit dir über sich reden und seine Gefühle aussprechen, so schmerzlich sie auch für euch beide sein mögen. Und dabei mußt du sehr gelöst und frei sein, denn es kommen dann Gefühle zutage, die dich verletzen können. Es könnte etwa sein, daß er dir sagt, daß er dich nicht mehr liebt, daß er nichts liebt und unglücklich darüber ist, aber daß er eigentlich lieben will, sich jedoch nicht traut, weil er Angst hat, daß dann alles zusammenbricht, seine gesamte Existenz, alles, was er sich aufgebaut hat, daß ein völliger Neuanfang erforderlich wäre, daß er sich zum Beispiel selbständig machen muß, und neue sexuelle Erlebnisse braucht.

Wenn sich die Schleusen des Unterbewußten öffnen, entsteht eine ungeheure Kraft, die viele alte Strukturen wegschwemmt. Es bricht zwar kein ›Chaos‹ aus, aber es offenbart sich viel Neues; das ist Kreativität und Freiheit; und es fließen Tränen, und nach Jahren wird auch das Lachen wieder befreiend herzlich. Aber die Gewalt der Gefühle ist stark. Und davor hat er Angst, auch vor deiner Reaktion. Dann ist nichts mehr beim alten (das Alte gibt Sicherheit!). Oft will ein Mann lieber tot sein, als von den Gewalten seiner Lebendigkeit davongetragen zu werden.

Wir versuchen, deinem Mann in unserem Gespräch ›theoretisch‹ zu helfen – noch ist nichts dergleichen tatsächlich geschehen. Es liegt in deiner Hand, und du brauchst Mut, den ich dir wünsche.«

2. Teil
Vier Folgeirrtümer und die Wiedergeburt der Lebendigkeit

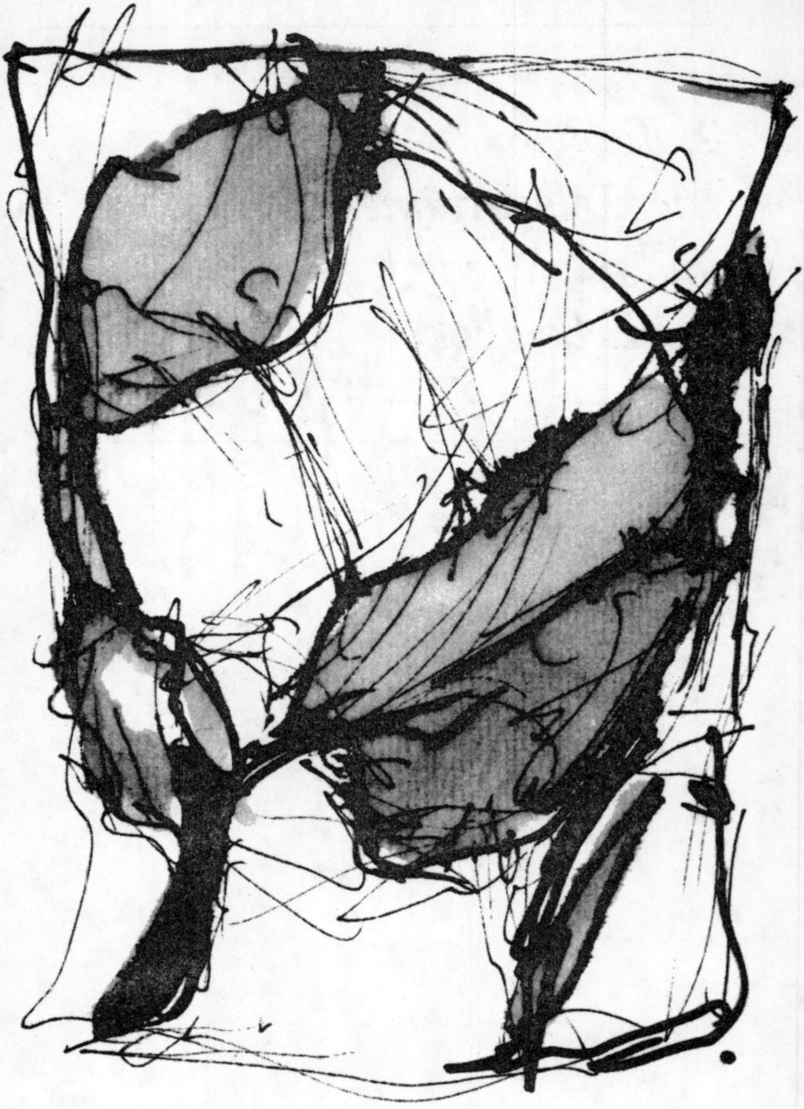

4. Kapitel
Fluchtwege vor sich selbst

»Wenn es also diesen Fehler tief drin gibt,
daß ich mir immer gedacht habe,
daß es einmal anfangen würde,
das Leben, bevor das Alter käme …
Also – es ist nur das Alter gekommen –
und nicht das Leben.«

Martin Walser

Nach den ersten drei elementaren Irrtümern des Mannes – Körper- und Vernunftfixierung sowie Seelenverdrängung – sind die nächsten vier Folgeirrtümer der ersten drei. Der vierte Irrtum, den ich als ›Fluchtwege vor sich selbst‹ bezeichne, entspringt der Verdrängung der Gefühlswelt und der Vernunftfixierung.

Die Verdrängung der Gefühle ins Unterbewußtsein führt zu den von Anna Freud als ›Abwehrmechanismen‹ bezeichneten Vorgängen. Ich habe die einzelnen Abwehrmechanismen schon einmal ausführlich in einem Buch* beschrieben. Dazu zählen Identifizierung, Projektion, Symptombildung, Verschiebung, Sublimierung, Reaktionsbildung, Vermeidung, Rationalisierung, Betäubung, Abschirmung, Ohnmachtserklärung, Rollenspiel und Gefühlspanzerung. Darauf basierend, habe ich acht der wichtigsten Lebenslügen dargestellt. Alles das zusammengenommen gehört zu den Fluchtwegen vor dem eigenen Selbst.

* »Lassen Sie sich nichts gefallen. Die Kunst, sich durchzusetzen«, ECON Verlag

Ich möchte die Beschreibung dieser Abwehrmechanismen und Lebenslügen hier nicht wiederholen, um die Leser, die das Buch kennen, nicht zu langweilen. Dennoch muß ich auf dieses Buch hinweisen, damit nicht einige Zeitgenossen kommen und sagen, es gäbe noch viel mehr Fluchtwege, nämlich ebendiese Abwehrmechanismen, die ich hier nicht anführe. Ich habe sie also nicht vergessen, möchte mich aber bei diesem Kapitel nur auf das Wichtigste beschränken. Es geht mir darum, daß die Leser und Leserinnen das Grundprinzip verstehen – daß man alles noch viel ausführlicher und vollständiger darstellen kann, ist mir bewußt. Ich will mich nicht in Ausführlichkeiten verlieren, sondern mit den Grundprinzipien begnügen, denn immer wieder mache ich die Erfahrung beim Bücherschreiben, daß die Kunst des Sichbeschränkens sehr wichtig ist. Ich erwähne das, weil sicherlich auch der Einwand erhoben wird, es gäbe nicht nur sieben Irrtümer des Mannes, wie der Titel ansagt, sondern bedeutend mehr, zum Beispiel noch diesen und jenen Irrtum, etwa die Sublimierung, auf die ich hier nicht eingehe, oder die Pornographie, die ich nur streife.

Es geht mir darum, das prinzipiell Wesentliche aufzuzeigen, aus dem heraus die weiteren Spielarten abgeleitet werden können. Es gibt also sicherlich noch viele weitere Irrtümer der Männer, aber nach meiner Durchdringung des Phänomens Mann nur sieben Hauptirrtümer, die für das Gesamtverständnis wichtig sind.

Martin Walser erkennt die Flucht vor sich selbst als einen ›Fehler‹, wenn er sagt: »Also – es ist nur das Alter gekommen – und nicht das Leben.« Es ist ein Irrtum, zu denken, daß das Leben einmal ›anfangen‹ würde, durch irgendwelche äußeren Voraussetzungen, die von außen auf uns zukommen würden. Das Äußere sind Impulse, Reize und Anregungen, die erst in unserem Inneren zum Leben erweckt werden – bei Menschen, die sich als Selbst erleben und nicht vor diesem Selbst, in welcher Art und Weise auch immer, fliehen.

Wie kommt es überhaupt zur Flucht vor sich selbst, wenn sich Leben nur dort ereignen kann? Warum warten so viele auf das ›wirkliche Leben‹ und haben dennoch das Gefühl, daß sie nur altern, während das Leben an ihnen vorbeigelaufen ist? Ich sehe darin eine tiefsitzende Angst vor dem Leben.

An einem Wochenende des Jahres 1986 war ich wieder einmal in meiner Heimatstadt Stuttgart, in der ich 1960 das Abitur gemacht habe, und traf erstmals wieder Bekannte aus meiner Schul- und Studienzeit. Ein Wiedersehen nach so vielen Jahren ist sehr interessant; ich kann dieses Erlebnis jedem empfehlen. Es wird sichtbar, wie die Menschen älter werden, aber keineswegs reifer; sie werden meist starrer und maskenhafter, aber nicht lebendiger und freier. Als ich im Gespräch sagte: »Ich bin durch und durch ein Gefühlsmensch!«, bekam ich die Antwort, wie aus der Pistole geschossen: »Das ist nicht gut, dadurch ist man viel zu verletzlich.« Ich entgegnete: »Man sollte verletzbar sein, das ist völlig in Ordnung.« Darauf kam keine Antwort; dieser Satz wurde übergangen; er verhallte, als wäre er nicht ausgesprochen worden. Der Satz, obwohl er große Bedeutung hat, wurde erst mal weggeschoben, auch nicht bekämpft oder widerlegt; er wurde zur Nichtexistenz gemacht. Das ist ein üblicher Vorgang, sich in der Flucht vor sich selbst nicht weiter beirren zu lassen.

Der Weg zum Selbst ist der Weg zur eigenen Seele und zur Welt der Gefühle. Diese Gefühle sind zum Beispiel Angst, Neid, Trauer, Aggression, aber auch Liebe, Glück und Freude. Gegen positive Gefühle hat keiner etwas einzuwenden, aber die negativen Gefühle wie Angst, Neid, Trauer und Aggression versucht man, wie bereits erwähnt, zu vermeiden. Die negativen Gefühle verletzen, die positiven heilen und beflügeln. Wer sich aber von seinen Gefühlen abspaltet, vor allem von den als unangenehm empfundenen Gefühlen, will die positiven Gefühle schützen, in einen separaten Schonraum retten.

Ein Gefühlsmensch will und ›soll man nicht sein‹, weil man dann verletzbar würde. Aber psychologisch gesehen ist man entweder offen für *alle* Gefühle, und dann ist man auch verletzbar, oder man ist nicht offen, um nicht verletzbar zu sein. Offenheit nur für die positiven Gefühle und Verschlossenheit für die negativen Gefühle, das führt zu einer inneren Spannung; man liegt dann ständig auf der Lauer, zuzulassen oder auszusperren; so entsteht Ängstlichkeit. Deshalb wiederhole ich: Man sollte verletzbar sein!

Die Flucht ist zu Ende, wenn man sich zur Verletzlichkeit bekennt, wenn man innerlich akzeptiert, ja, ich bin verletzlich, ja, das macht mir angst, ja, das macht mich neidisch, ja, ich fühle mich zurückgesetzt, ja, ich bin traurig und enttäuscht, ja, ich fühle Zorn und Wut.

Die Angst davor überschreiten, als ›verletzbar‹ zu gelten, als ›eine Mimose‹ bezeichnet zu werden, ›sensibel‹ zu sein – diese Angst muß vor allem der Mann überwinden. Einer Frau gesteht man ›Verletzbarkeit ihrer Seele‹ zu, aber nicht dem Mann. Das ist falsch, weil es dem Mann schadet. Auch der Mann ist verletzbar und soll es zugeben und auch aussprechen. Der vor einer Gruppe von Menschen ausgesprochene Satz: ›Ja, ich bin verletzbar‹ hat für diesen Mann eine befreiende Wirkung. Aus der vermeintlichen Schwäche entsteht in ihm plötzlich ein Gefühl von Stärke durch Befreiung, die Lebendigkeit zuläßt, denn er schirmt sich dann nicht mehr ab, sondern beginnt sich zu öffnen.

Das Leben kann einströmen. Es ist ein ganz natürlicher Vorgang, daß Leben Verletzungen mit sich bringt. Ich muß diese Verletzungen in Kauf nehmen, um zu leben. Verletzbarkeit ist also etwas ganz Natürliches und deshalb völlig Richtiges.

Das wichtigste Gefühl, die Liebe, kann sich nur ungehemmt ausbreiten, wenn ich riskiere, nicht wiedergeliebt zu werden. Das kann zwar mein Selbst verletzen, aber ich muß es riskieren, verletzt zu werden, um überhaupt zu leben. Leben heißt, sich hineinzustürzen in das Risiko, verletzt zu werden. Und dann beginnt es plötzlich, Spaß zu machen, fängt es an, zu prickeln, und die Seele-Körper-Einheit beginnt zu vibrieren vor Lebensmut; alle Flucht hat dann ein Ende, das Leben beginnt, und das Altern ist weit.

Ich will damit sagen: Jeder Mann sollte seiner persönlichen Verletzlichkeit mit innerer Anteilnahme auf die Spur kommen, sie betrachten und begreifen, nur dann kann er sich ohne Angst weiter öffnen, kann das *ganze* Leben hereinlassen und wirklich lebendig werden.

Flucht in das Lachen

Bei einer ersten Betrachtung der Überschrift denken Sie vielleicht: Lachen ist doch etwas Positives, wie kann es da eine negative Flucht sein? Mediziner und Psychologen haben in Untersuchungen festgestellt, daß herzliches Lachen gesund ist und auf den gesamten Organismus eine heilende Wirkung ausübt. Das ist auch durchaus richtig, und Lachen ist natürlich gesünder, als sich in Melancholie, Weltschmerz und Selbstverachtung zu flüchten.

Dennoch möchte ich darauf aufmerksam machen, daß Fröhlichkeit, Heiterkeit und Lachen eine Flucht sein kann, vor sich selbst und der Aufgabe des eigenen Lebens. Mit der Bereitschaft zum Lachen ist man zwar positiv eingestellt – das ist eine richtige Haltung –, aber bedenklich wird es dann, wenn man sich durch das Lachen vor der eigentlichen Aufgabe, sich eines Problems wirklich anzunehmen, drückt. So kann man bei einem Kontakt, in einem Gespräch, in denen Konflikte stecken, diese durch einen Witz auflösen, durch das Lachen darüber hinweggehen, eine Sache nicht ernst nehmen, einem sinnvollen Thema die Spitze nehmen, eine vielleicht auftauchende Spannung abbauen. Das hat alles durchaus seinen Sinn, wenn zum Beispiel eine aggressive, kämpferische Stimmung entsteht und durch einen Spaß die Situation entschärft wird. Damit kann man große Erfolge haben, sich beliebt machen, daraus kann man eine Konfliktlösungsstrategie machen. Zum richtigen Zeitpunkt angewandt, ist das die richtige Methode – also nichts gegen Humor und lockere Heiterkeit.

Vor allem im Bereich der zwanglosen Geselligkeit ist Lachen und andere zum Lachen bringen der Katalysator für eine leichtere Kommunikation und für schnelleren Kontakt. Aber Lachen kann auch etwas sehr Oberflächliches sein, wenn damit die Verletzlichkeit und der Bereich der Gefühle überspielt wird. Dahinter kann dann das Motto stehen: nur nicht ernst werden, nur keine tieferen Gefühle zeigen, nur nicht wirklich angerührt werden, lieber in schallendes Gelächter ausbrechen und sich auf die Schenkel klopfen.

Hinter diesem Lachen kann blendend Einsamkeit und Angst versteckt werden. Deshalb sprechen die Psychologen auch von ›larvierter Depression‹, einer Form der Depression, die hinter dem maskenhaft lächelnden Gesicht verborgen liegt. Das Lachen wird so zu einer Flucht nach vorne, es soll von den ungelösten Konflikten in der Seele ablenken, es soll die wirklichen, die tieferen Gefühle tarnend verbergen. Vor allem unter Alkoholeinfluß wird in Gesellschaft die Angst und die wahre Gefühlswelt niedergehalten und nach außen eine Lustigkeit gekehrt, die oft nicht der wahren inneren Empfindlichkeit entspricht. Lustigkeit und Lachen dienen dann dazu, vor der Gefühlswelt – der Wirklichkeit des Seelischen – zu fliehen.

Mit dieser Fröhlichkeitsflucht werden Männer unter Alkohol oft zu Karikaturen eines Don Juan, der sie gerne wären – sie gehen dann ungeniert auf eine Frau zu, die sie eigentlich tief innerlich sehr mögen, sensitiv lieben könnten, sagen: »Du bist aber ein tolles Weib!« und küssen ihr die Hände, um dann in eine Karikatur zu flüchten, indem sie nun von den Händen den Arm und Oberarm hinaufküssen und spaßig sagen: »Hhmm, ich liebe dich.« Die dabeistehenden Freunde und die so ›angemachte‹ Frau lachen meist – was sollen sie auch anderes tun? Würde jetzt einer dazutreten und sagen: ›Warum lacht ihr? Er meint es doch in Wirklichkeit ernst, er ist von ihr innerlich sehr berührt und würde sich gerne mit ihr über seine Gefühle unterhalten, er wäre sehr glücklich, wenn das ernsthaft geschehen könnte‹, dann würde das Lachen plötzlich in schwer zu ertragenden Ernst umschlagen. Viele würden peinlich berührt und betreten wegsehen, und der lustige Mann würde sich schnell in einen neuen Scherz retten, um diese Situation wieder ›lustig‹ zu machen, also aufzulokkern.

Lachen kann eine Flucht sein vor der wirklichen Befindlichkeit (Innerlichkeit). Eine Urlaubsbekanntschaft sagte zu mir einmal: »Solange ich Spaß mit einem Mann mache und mich halbtot lache, brauchst du auf mich nicht eifersüchtig sein. Wenn ich aber plötzlich sehr ernst werde, dann habe ich mich verliebt.« Diese Aussage finde ich sehr treffend. Mit dem Gefühl der Liebe hört das Lachen auf; sie ist ein ernstes Gefühl und trotzdem schöner und beglückender als das Lachen. Liebe macht ernst, und dieser Ernst hat nichts mit negativer Depression zu tun. Dieser

Ernst ist die Nähe zum Selbst; es muß nicht mehr darüber hinweggeplänkelt werden; der Ernst entfaltet seine ihm eigene Schönheit, genauso positiv wie die Heiterkeit, aber aus der Tiefe heraus von einer Ehrlichkeit, die sich durch große Gefühlsstärke und Kraft auszeichnet.

Mut zum eigenen Selbst, das heißt auch Mut zu dieser Ehrlichkeit der wirklichen Gefühle – nicht mehr fliehen, sondern sich der Wahrheit stellen. Die Wahrheit ist das wirklich Positive, das Lachen hingegen oft nur oberflächliche Fassade: Herzliches Lachen aus der Tiefe des Seins ist gesund, Lachen als fröhlicher Schein aber ist ungesund; Lachen aus dem Herzen heraus heilt, Lachen als aufgesetzter Schein macht melancholisch und läßt einen ›Katzenjammer‹ folgen; Lachen aus innerer Wohligkeit heraus ist befreiend, Lachen, um Spannung und Konflikte zu überspielen, ist halszuschnürend.

Unter psychologischem Aspekt ist es besser, zu weinen und zu klagen, wenn man Kummer fühlt, anstatt lauthals zu lachen, um sich zu trösten. Denn, o Mann, lieber direkt dieser Frau zu sagen: »Ich mag dich«, ist befreiender, als Gelächter auslösend herumzukaspern und womöglich gar Witze über die Sexualität zu machen.

Witze über Sexualität, das ist ein ganz besonders trauriger Bereich. Die typischen Stammtisch-Männerwitze sind Ausdruck einer Verzweiflung und der Flucht vor sich selbst, weil nicht das wirklich erlebt werden kann, was der Witz karikiert. Frauen sind diesbezüglich ehrlicher; sie können und wollen das, was sie tief empfinden, nicht ins Lächerliche ziehen; sie schütteln über diese seltsame Heiterkeit der Männer nur den Kopf.

Oft ist es so, daß das, worüber wir am lautesten demonstrativ lachen, uns im Grunde am tiefsten berührt. Wir wollen uns durch Gelächter davon distanzieren, aber der Fluchtcharakter des Gelächters weist ins Tragische. Es zum Lachen finden und dabei die Schönheit des Empfindens zerstören, das ist die Tragik, das ist ein Problem des vor seiner Seele flüchtenden Mannes.

Flucht vor der Autonomie in die Normen

Die Anpassung an Normen ist möglich, weil sich die Denkfixierung und das abgebrochene Autonomiestreben miteinander verbinden, schon in der Kindheit und Jugendzeit. Sigmund Freud, der Begründer der Psychoanalyse, spricht von den berühmten drei Instanzen ›Es‹, ›Ich‹ und ›Über-Ich‹. Er hat beschrieben, wie die Regeln und Normen im Reifungsprozeß des Menschen in das ›Über-Ich‹ eindringen, dort ›introjiziert‹ werden, wie er sich ausdrückte, also von außen hineinprojiziert werden, und die Herrschaft über das ›Ich‹ und ›Es‹ übernehmen. Das war eine von vielen anderen genialen Entdeckungen Freuds: Der Mensch ist dann nicht mehr ›Herr im eigenen Haus‹, er verfügt nicht mehr autonom und souverän über sein Selbst, sondern wird durch sogenannte ›Introjektionen‹ gesteuert. Solche Introjektionen und Regeln, Verhaltensnormen, allgemeine soziale Normen sind dafür verantwortlich für das, was ›man‹ zum Beispiel denkt, was ›man‹ fühlen soll und was nicht, sind die Grundlage dafür, wie ›man‹ handelt.

Ich stellte mir oft folgende Frage: Wie ist es überhaupt

möglich, daß ein intelligenter Mensch – und es sind mir viele Intelligente auf der Hochschule und später im Beruf begegnet – solche Normen einfach übernimmt und sie nicht mehr ständig hinterfragt. Männer, die einen Intelligenzquotienten (IQ) von über 120 haben, reden differenziert über ihren Beruf, über Wissenschaft und Politik; sie erscheinen mir aber geradezu schwachsinnig, wenn es zum Beispiel um die Lösung ihrer Eheprobleme geht; sie verhalten sich engstirnig, eifersüchtig, unterdrücken ihre Partnerin und schlagen ihre Kinder. Sie konstruieren tagsüber vielleicht ein senkrechtstartendes Flugobjekt, aber sie reagieren abends verständnislos, wenn man ihnen von der Schönheit eines Spinnennetzes in herbstlicher Abendsonne erzählt; sie können das Wort Liebe zwar aussprechen, geben aber zu, daß sie nicht wissen, was Liebe ist, und das auch noch nie ›richtig empfunden‹ haben; sie halten den Erfolg im Beruf für das wichtigste, fühlen sich aber dennoch nicht glücklich, wissen auch nicht, was seelisches Glück ist; sie fühlen, daß sich in der Herzgegend manchmal etwas zusammenkrampft; sie haben Angst vor dem Alleinsein, sie wissen nichts mit sich selbst anzufangen, sie fliehen vor sich selbst, damit sie nicht mit sich konfrontiert werden, denn sie fürchten sich vor den Gefühlen, die dann in ihnen hochsteigen könnten.

Sie wollen sich, selten genug, in einer Lebenskrise vom Psychologen beraten lassen, aber eigentlich widert sie die Psychologie an, dieser ›ganze Seelenschmus‹, dieses ›Gefühlsschmalz‹ – damit wollen sie im Grunde nichts zu tun haben. Sie kommen mit der Einstellung, daß sie sich in einer Art Reparaturwerkstatt ›abliefern‹ und daß der Therapeut nun mit ein paar Handgriffen alles wieder in Ordnung bringen soll; deshalb auch die schnelle Akzeptanz von Psychopharmaka aller Art gegen Angst, Leistungsschwäche, Depression, Müdigkeit und Impotenz; das halten sie für das wirkungsvollste und wichtigste. Ich sage dann immer: Intelligenz schützt vor Torheit nicht.

Diese angepaßten Männer, die alle Normen der Gesellschaft perfekt ausfüllen, sind unbestritten mit Hilfe ihrer Gehirnfunktion intelligent. Nur: Bei ihnen wurde die Seele verdrängt. Beides zusammengenommen führt zur Flucht vor sich selbst, vor der eigenen Innerlichkeit – und an diesem Punkt beginnt die Torheit. Torheit bedeutet hier nicht, etwas nicht zu wissen, eine Bildungslücke zu haben, sondern sie bedeutet, etwas nicht zu leben, was vor uns ausgebreitet liegt, das Glück zu versäumen, weil man einer Erlebnisbegrenzung unterliegt, hervorgerufen durch Denkfixierung und Gefühlsverdrängung.

Dieses Versäumte, diese Erlebnisbegrenzung wird häufig auf die Zeit des Urlaubs verschoben, in der Hoffnung, in diesen drei Wochen könnte sich das Fenster zum Glück, zum Erleben der Freiheit und der Gefühlswelt öffnen. Es macht mich traurig, wenn ich sehen muß, wie sich das Männerleben auf diese drei oder vier Wochen ausrichtet, damit dann endlich das geschehen soll, was das ganze Jahr durch Normenanpassung nicht möglich war.

Aber: Die äußere Ferienwelt ist zwar sonnendurchflutet und neu, aber der Mann, der dort eintrifft, ist der alte. Er schleppt den Ballast seines ›Über-Ichs‹ mit sich herum und kann sich davon nur minuten- oder stundenweise wirklich lösen. Ein Stück Autonomie macht sich in ihm bemerkbar, seine Seele meldet sich, und er empfindet das auch befreiend. Ein kleines ›Guckloch‹ läßt Licht herein, und die innere Gefühlswelt macht sich bemerkbar. Aber die Angst, davon überflutet zu werden, ist groß.

Woher kommt diese Angst, Autonomie, Freiheit und Selbst zu entfalten? Die Autonomie des Selbst ist von früher Kindheit an mit Angst besetzt. Die Erfahrung des Knaben hat ihm gezeigt, daß man für Anpassung gelobt, für zuviel Eigenständigkeit dagegen bestraft wird. Man hat gelernt, es den anderen, den Autoritäten, recht zu machen, um anerkannt zu werden, um vielleicht sogar ein bißchen ›Liebe‹ zu erhaschen. Für Eigenständigkeit und zum Ausdruck gebrachte tief empfundene Gefühle hat man oft schmerzlich eine Rüge erhalten oder eine peinliche Zurücksetzung erfahren; wenn man aber alles genauso gemacht und verbalisiert hat, wie die Autoritäten das wollten, ging es plötzlich viel leichter; man wurde akzeptiert. Die Anpassung an die vorgegebenen Normen hat sich dann also gelohnt – das war der Lohn für die Selbsterziehung (Introjektion).

Fremdbestimmung, so die frühe Erfahrung, führt zur Anerkennung; Selbstbestimmung dagegen führt meist ins Abseits, in die Nichtbeachtung, oft gar in die peinliche Situation der Zurücksetzung vor anderen; Autonomie wurde ›nicht verstärkt‹, um es in der Sprache der Behavioristen auszudrücken, Anpassung dagegen wurde ›belohnt‹.

Der Durchschnittsmann wurde zur Unterbindung seiner Autonomie und Seelenentfaltung hinkonditioniert; er hat die Entfaltung souveräner Autonomie verlernt und die Konformität gelernt; er hat sich die Gefühllosigkeit als etwas Lebenstaugliches, Praktisches und Realisierbares antrainiert. Der Durchschnittsmann ist ein Pragmatiker, der alles, was nach Gefühl, Kreativität, Spontaneität und Seelenleben nur entfernt riecht, zunächst ablehnt. Wer ihn dorthin wieder zurückführen will, wird als ein Gefühlsmensch, Utopist, Träumer oder gar Weichling von ihm abgelehnt.

Der Mann hat seine Rolle gut gelernt, und sobald er auf Schwierigkeiten stößt, etwa wenn eine Frau seine Persönlichkeitsstruktur in Frage stellt, steht er hilflos da, weiß nichts mehr zu sagen und geht durch Witze und aufgesetztes Lachen darüber hinweg. Seine Intelligenz schützt ihn eben vor Torheit nicht.

Flucht in die Stärke, in Leistung und Status

Der Mann wird von Kindheit an auf seine sogenannte ›Männerrolle‹ vorbereitet; darunter wird Selbstbeherrschung, Disziplin, Gefühlskontrolle und Unterdrückung von Gefühlen der Hilflosigkeit, Unsicherheit und Angst verstanden. Er macht die schmerzliche Erfahrung, daß er mit Angst- und Versagensgefühlen verlassen dasteht; er wird dann nicht liebevoll getröstet, sondern spürt, daß er sich mit gezeigter seelischer Schwäche bei fast allen unbeliebt macht. Er lehnt deshalb nach und nach seine in sich empfundene Verletzlichkeit und Schwäche ab, bekämpft sie zunächst in sich selbst und dann aber auch bei anderen, indem er sie lautstark kritisiert und verachtet. Er lernt, daß er stark sein soll, ja muß, weil es andere angeblich auch sind.

Nur ein Mann, der als Kind das Glück hatte, eine warmherzig liebende Mutter zu haben und – was noch seltener ist – einen gefühlsoffenen Vater, kann seine Hilflosigkeit annehmen und mit ihr vertrauensvoll nach innen und außen umgehen.

Das Stärkeprinzip, dem sich der Junge in der Regel

beugt und anschließt, setzt sich fort über den Konkurrenzkampf in der Schule, in der Ausbildung und im Beruf. Er wächst in eine Leistungsgesellschaft hinein, strebt also nach Status und Anerkennung, nach Beachtung und Geltung. Mit Konsum- und Statussymbolen versucht dann jeder, jeden zu beeindrucken. Dieses Leistungsstreben, das als oberster positiver Wert in unserer Gesellschaft gilt, besitzt eine aggressive Komponente, denn es gilt die anderen ›auszustechen‹, sie ›abzuhängen‹, ihnen ›voraus zu sein‹. Dokumentiert wird der Erfolg nach dem platten Motto: »Hast du was, dann bist du was.« Je mehr du also hast, desto besser. Besitz und eigener Wert sind miteinander verbunden. Besitz aber ist äußerer Schein und kein inneres Sein. Erich Fromm hat auf die Schädlichkeit dieser Haben-Mentalität in bezug zur Seins-Mentalität in seinem Buch ›Haben oder Sein‹ deutlich genug aufmerksam gemacht.

Die Menschen identifizieren sich größtenteils mit der Haben-Mentalität, und die Konsumgüterbranche denkt sich immer neue Methoden aus, wie sie die Begehrlichkeit nach exklusivem Konsum wecken kann; dieser Konsum zeichnet dann den Besitzer als leistungsstarken Erfolgsmenschen aus; das reicht zum Beispiel von dem Krokodil auf dem Hemd bis zum Stern aus Untertürkheim und zur goldenen VIP-Karte einer Fluggesellschaft oder Hotelkette. Man will den anderen zeigen, daß man stark ist und Achtung und Ansehen verdient hat.

So baut man sich ein Gefühl von Sicherheit um sich herum auf, aber das innere Selbst wird dadurch nicht wirklich stärker. Es ist und bleibt äußerer Schein.

Ich war diesen Äußerlichkeiten gegenüber immer sehr

skeptisch, denn ich habe schon als Kind folgendes beobachtet: Wenn ich irgend etwas hatte, was ein anderer nicht besaß, oder etwas konnte, was ein anderer nicht zustande brachte, dann habe ich ihn zwar kurz beeindruckt, aber auch seinen Neid herausgefordert – und statt den Kontakt dadurch zu erleichtern, wurde er eher erschwert.

Neid erzeugt Aggressivität und verschließt die Offenheit des Kontaktpartners. Er will dann – etwa durch verbale Spitzen – zeigen, daß er sich nicht beeindrucken läßt, und er beginnt bewußt oder unbewußt einen Kampf, der eine menschliche Beziehung oder Freundschaft in die Krise bringt, im schlimmsten Fall sogar zerstört. Anerkennung hat man gesucht und erwartet, erntet aber Skepsis, Ironie und Gegnerschaft. Wenn die Einsicht in diesen psychologischen Vorgang verschlossen bleibt, führt die Krise dazu, mehr zu leisten, um somit mehr vorzeigen zu können, weil man annimmt, durch Stärke und Leistung die Gunst und Zuneigung des anderen dann schließlich doch erringen zu können. Man fordert aber durch ein solches Verhalten immer wieder erneut den gleichen Neidvorgang heraus – die ganze Mühe bleibt umsonst.

Mit Stärke und Leistung wird man eben nicht beliebt, das ist nicht der richtige Weg. Es ist eine Flucht vor dem schlichten So-Sein, vor dem inneren Selbst. Die Überspielung der Schwäche verführt dazu, Leistungs-Trumpf und Status-Trumpf auszuspielen, und doch bleibt man stets nur ein oberflächlicher Gewinner, am Ende ein Verlierer. Das ist die Tragik: Man glaubt, das Richtige zu tun – schließlich hat man, wie alle anderen auch, diese Verhaltensweise von Kindheit an ›entwickelt‹ und ›verbessert‹ –, und dennoch stellt sich im Laufe des Lebens das Richtige quälend als das Falsche heraus.

Viele ahnen dieses Falsche und können trotzdem nicht davon lassen. Zwanghaft wird jeder neuen Statusmode hinterhergejagt, in der Hoffnung, die ersehnte Bewunderung in Form von Zuneigung und Liebe zu erhalten. Die Frauen machen dieses Spiel meist unkritisch mit, sie lassen die Männer leisten und symbolen, sie erliegen vielleicht zunächst dem oberflächlichen Schein von Stärke, sind aber letztendlich doch enttäuscht, wenn sie dahinter den gehetzten, hilflosen, unsicheren Mann erkennen, und reagieren dann oft mit Spott.

Die Verunsicherung des Mannes ist groß, wenn er sich durchschaut fühlt, und er spielt dann verzweifelt um so mehr die Waffen seiner Stärke aus; es entflammt der widerliche Kampf der Geschlechter, in dem jeder aus Enttäuschung von der Reaktion des anderen mit Verachtung reagiert. Wenn dieser Kampf dann bis ins Bett über die Sexualität ausgetragen wird, dann entstehen Perversion, Impotenz und Frigidität. Die Partnerbeziehung ist verloren, die Liebe, nach der man gestrebt hat, die vielleicht sogar zeitweilig ihre seelische Wärme entfaltet hat, läßt sich nicht mehr zurückgewinnen. Die heftigen Szenen und Gefühlsausbrüche werden zwar als ›Leidenschaft‹ bezeichnet, aber sie sind keine Liebesleidenschaft, sondern der Kampf zweier enttäuschter Menschen, die nur noch das Falsche tun, weil sie den Kontakt zu ihrer seelischen Mitte verloren haben. Das Denken und der Körper haben die Macht an sich gerissen, wie immer, wenn die Seele verdrängt wird, um sich vor Verletzlichkeit zu schützen. Aber die Hilflosigkeit wird nur überspielt, und die seelischen Schmerzen nehmen zu. Um so mächtiger meint dann das Denken auftreten zu müssen, um das Problem zu lösen, und um so mehr zieht sich dann die Liebe zurück.

Ein häufiger Einwand: ›Frauen wollen starke Männer‹

Ich habe geschildert, wie der Mann von Kindheit an auf der Flucht ist vor seinem Seelenleben, vor der inneren Welt der Gefühle, vor der damit verbundenen Angst, Verletzbarkeit und Schwäche. Er flüchtet sich deshalb in zur Schau gestellten Optimismus, lautes demonstratives Lachen, er hält sich an Normen, die ihn integrieren sollen, er will etwas leisten und seine Stärke durch Statusmerkmale unter Beweis stellen, um die anderen zu beeindrucken. Das ist das ›normale‹ Verhalten von Männern, wie wir es tagtäglich überall beobachten können.

Alles das habe ich als falsch, als Fluchten gekennzeichnet und in Gesprächen mit vielen Männern und Frauen durchdiskutiert, vor allem wenn es um Ehe- und Partnerschaftsprobleme ging. Immer wieder habe ich bewußt zu machen versucht, daß sich der Mann von seiner Gefühlswelt – aus Angst vor der Empfindsamkeit – durch Verdrängung und Verleugnung abgetrennt hat und sich selbst nicht erleben will, innere Autonomie nicht entwickelt hat und deshalb auf einer seelisch unausgereiften Stufe steht.

Von einem Wirtschaftsjournalisten wurde ich einmal

gefragt: »Wo bleibt da die vielbeschworene Rationalität des aufgeklärten Menschen?« Ich antwortete: »Er ist ja rational, aber leider nur in bezug auf seine technische Intelligenz. Dort tritt er rational und logisch auf. Seelisch aber ist er keineswegs ›aufgeklärt‹. Er hat sein Werkzeug, das Denken, perfektioniert; der Rest liegt brach.« Das trifft noch einmal zusammenfassend den wichtigsten Punkt: Seine Seele liegt brach, sie ist ein unterentwickeltes Land, um das er sich nicht kümmert, weil er dann Schwäche fühlt.

Hier höre ich oft den Einwand: »Frauen wollen gar nicht den empfindsamen Mann, der sich mit seinen Gefühlen beschäftigt, sondern den starken Mann, der dem konventionellen Rollenbild entspricht; sie wollen die Siegerpose, Leistung, Erfolg und Status; Frauen wollen keinen Mann, der zur ›Gefühlsduselei neigt‹.« Man hört diesen Einwand von Männern, die sich damit rechtfertigen, und von Frauen, die davon überzeugt sind, daß sie nur den starken Mann und nicht den ›empfindsam-schwachen‹ Mann akzeptieren und lieben können.

Zunächst zu den Frauen. Ich mache immer wieder die Erfahrung, daß es sich hierbei um einen Typus Frau handelt, der das männliche Fluchtverhalten selbst praktiziert; das sind oft Frauen, die im Beruf erfolgreich sind und die die männliche Art zu denken (und nicht zu fühlen) übernommen haben, um im Leistungskampf bestehen zu können. Oft sind es aber auch Frauen, die in ihrer Kindheit vom Vater oder der Mutter zur Unterdrückung ihrer Gefühle erzogen wurden; meist stellt sich als Erinnerung heraus, daß eine Erziehungsperson kühl und emotional distanziert war und Gefühlsausbrüche bei dem Mädchen abwertete (»Sei keine Heulsuse, lamentiere nicht herum, reiß dich zusammen!«). So wurde von dem Mädchen Emotionalität als eigene Schwäche zwangsläufig mißverstanden. Gefühle werden in manchen Familien genauso merkwürdig tabuisiert wie (›schmutzige‹) Sexualität, über die man nicht spricht und von der man peinlich berührt ist (alsbald erfolgt der Themenwechsel).

Jedes Kind, ob Junge oder Mädchen, leidet darunter, wenn es die eigene Emotionalität nicht zum Ausdruck bringen darf, weil das eine peinliche Schwäche sei, etwas am Erfolg Hinderliches. Die verdrängte Gefühlswelt meldet sich immer wieder, sie steigt hoch und wird bedrohlich empfunden, wird in einem Akt der Selbsterziehung bekämpft, etwa durch Verachtung bei anderen. Auf Straßen und Spielplätzen kann man Kinder beobachten, die mit etwas jüngeren Kindern wie Erwachsene schimpfen: »Was machst du da?! Du bist dumm. Du kannst das nicht. Laß das! Komm jetzt her!« Wie das Kind von den Eltern behandelt wurde, so behandelt es seine kleineren Spielkameraden. Das selbstempfundene Leiden wird gnadenlos weitergegeben, das an den Eltern Gehaßte wird selbst übernommen, die am eigenen Leib erfahrene Machtausübung wird weitergegeben, um selbst nun auch Macht zu erleben, um durch diese eigenen Machterlebnisse die Verletzung auszugleichen. Das wirkt zwar momentan entlastend, aber nicht wirklich heilend.

Ein Mädchen, das keine Emotionalität entfalten durfte und konnte, weil Emotionalität als Schwäche angesehen wurde, wird auch bei einem Mann keine Emotionalität wertschätzen können, sondern diese vermeintliche Schwäche als solche sofort stigmatisieren und bekämpfen. Der Mann wird sich natürlich sofort erschrocken in sein Schneckenhaus zurückziehen und denken: Also doch, also auch sie empfindet Emotionalität als Schwäche.

Sollte der Mann jedoch auf seiner Emotionalität bestehen, wird diese Frau sagen, daß sie einen solchen Mann nicht lieben kann, und sich von ihm zurückziehen. Das ist, psychologisch gesehen, bedauerlicher für die Frau als für den Mann, aber für ihn natürlich sehr verunsichernd, da er mit seiner Emotionalität nicht nur diese eine Frau ›zurückgestoßen‹ hat, sondern auch in einem gesellschaftlichen Gesamtrahmen lebt, in dem er sich offenbar nicht wie die Mehrheit der Männer verhält, die scheinbar die Stärke gepachtet haben und ohne Emotionalität glücklich erscheinen. Er wird sich einsam und verlassen fühlen und vielleicht denken, mit ihm stimme etwas nicht. Über Emotionalität, Verletzbarkeit und Angst spricht er nicht, und ein solcher Mann findet deshalb unter Bekannten kaum einen aufgeschlossenen Gesprächspartner. Er braucht sehr viel Kraft und Autonomie, um weiterhin an seiner Empfindsamkeit festzuhalten. Es bedarf großer Stärke, ein angeblich schwacher Mann zu sein.

Aber nicht alle Frauen sagen: »Ich will einen starken Mann und kann Schwäche an einem Mann nicht akzeptieren.« Nach meiner persönlichen Erfahrung ist die Frau seelisch reifer als der Mann, sie hat ihre Emotionalität weniger verdrängt, ist deshalb körperlich-geistig-seelisch ganzer (heiler) als der Mann.

Es ist für jeden Mann ein großes Glück, wenn er eine Frau kennenlernt, die ihre Emotionalität nicht ablehnt und auch seine Gefühlswelt interessiert annimmt und ihm so die Möglichkeit gibt, innerhalb der Partnerschaft diese ›Schwächen‹ zeigen zu dürfen, die psychologisch gesehen gar keine sind, sondern der richtige Weg zur Selbstverwirklichung.

»Ich kann mit Frauen nicht viel anfangen und fliehe in meine Hobbys.« Ein Gespräch

Werner T. ist 43 Jahre alt und war zweimal verheiratet. Er kommt in die Beratung, weil er nicht weiß, wie er zu Frauen eigentlich steht und ob er seine jetzige Freundin, mit der er zusammenlebt, heiraten soll.

Werner: »Ich bin schon zweimal geschieden und habe mit meiner jetzigen Freundin wieder die gleichen Probleme, die ich mit meinen beiden Ehefrauen hatte. Zunächst muß ich betonen, daß ich mich von Frauen angezogen fühle und auch auf sexuellem Gebiet nur an Frauen interessiert bin. Ein Psychologe sagte mir nämlich, es könnte eine versteckte homosexuelle Neigung vorliegen. Männer haben mich sexuell nie interessiert. Wenn ich mit einer Frau aber erst einmal zusammenlebe oder verheiratet bin, dann kann ich mit ihr als Mensch nicht mehr viel anfangen; ich will damit sagen, sexuell schon noch, aber eben nicht mit Gesprächen, die Frauen sich wünschen. Alle sagten, ich würde sie nur als Sexualobjekt mißbrauchen, und dazu wären sie sich zu schade; ich müßte mich auch für ihr Seelenleben, für ihre Gedanken interessieren.

Ich gab mir Mühe, aber je mehr ich mich bemühte, desto lästiger wurde es mir. Ich beschäftige mich lieber mit meinen Hobbys, mit Sport in der Freizeit, mit Büchern über Geschichte oder mit Geselligkeiten. Ich lerne gerne neue Leute kennen.«

»Interessieren dich auch andere Frauen? Flirtest du gerne?«

Werner: »Das ist das weitere Problem. Ich kann meine Augen nicht vor anderen Frauen verschließen; sie regen mich an, und ich kann und will nach einiger Zeit nicht mehr treu sein. Das gibt mir Schuldgefühle und ein schlechtes Gewissen. Das Äußere einer Frau zieht mich an, vor allem bei einer fremden Frau; bei der Frau, mit der ich zusammenlebe, kann ich das Äußere dagegen nicht mehr so reizvoll finden.«

»Könnte es sein, daß du die Frau, mit der du lebst, nicht mehr richtig anschaust, weil du dich nicht mit ihrer Gesamtheit beschäftigen willst? Könnte es nur das Äußere sein, das dich interessiert hat, während du vor dem Inneren, vor der seelischen Nähe auf der Flucht bist?«

Werner: »Die fremde Frau erscheint mir reizvoll, weil ich sie nicht kenne, weil ich sie erobern möchte, auch mein Selbstwertgefühl als Mann bestätigen will; so einfach sehe ich das. Ob ich vor dem Inneren, also der Seele der Frau, fliehe, das weiß ich nicht. Diese Nähe ist mir jedenfalls oft lästig, sie ist mir zu nahe. Ich will eine Frau nicht so nahe an mich heranlassen.

Ich suche auf Geschäftsreisen den Kontakt zu Frauen, gehe mit ihnen ins Bett, aber danach bestelle ich ein Taxi, damit sie wieder weg ist. Ich glaube, mich interessiert nur der Körper, der sexuelle Kontakt. Der Gedanke, mit ihr am Frühstückstisch zu sitzen, wobei sie mich dann mit ihren Augen anschaut, mich fragt, wer ich bin, wie ich denke und lebe – da fühle ich mich so ausgeforscht und irgendwie in die Enge getrieben. Das schlechte Gewissen auch, daß ich verheiratet bin oder mit einer Frau zusammenlebe, darüber will ich nicht reden, das ist meine Sache.«

»Warum hast du zweimal geheiratet und stehst jetzt wieder vor der Frage, ob du heiraten sollst?«

Werner: »Weil man durch die Lebensgemeinschaft der Ehe irgendwie eine Ordnung hat. Es ist doch normal, zu heiraten; außerdem ist es praktisch; man ist besser versorgt, zu zweit kann man sich um alles besser kümmern, um die Wohnung, die Wäsche, das Essen, die Bekannten, die auch verheiratet oder fest gebunden sind. Als Single mit 43 Jahren ... ich weiß nicht, man wird dann irgendwie komisch angesehen.«

»Aber mit Liebe hat das alles nicht viel zu tun, was du an Argumenten für die Lebensgemeinschaft hier vorgebracht hast.«

Werner: »Das ist richtig. Ich würde ja gerne lieben; am Anfang bin ich auch oft überzeugt, ich würde lieben, aber wenn ich mit der Frau dann nicht viel anfangen kann, außer Sex und Wohngemeinschaft, dann denke ich auch, daß es doch keine Liebe sein kann. Ich bin froh, wenn unsere Freizeit organisiert ist, wenn wir etwas vorhaben, also zum Beispiel die Tapeten streichen, eine Einladung bei Bekannten, ein Theaterbesuch oder ein interessanter Fernsehfilm oder ein Abend, wo jeder etwas macht – ich bin bei meinem Hobby, und sie strickt.«

»Gehst du mit ihr auch mal gemeinsam essen, wobei ihr zusammen redet?«

Werner: »Sie will das oft, aber es ist mir unbehaglich, denn dann sitzt man sich gegenüber, und sie will über sich und mich reden; das ist mir lästig. Ich rede nicht gerne über mich, was gibt es da zu reden? Ich finde, man sollte immer etwas vorhaben, etwas unternehmen, also Aktion, etwas Unterhaltendes, nicht über sich selbst reden; ich wehre das ihr gegenüber als ›Nabelschau‹ ab. Sie sucht zwar die romantische Stimmung, aber ich finde das nicht romantisch, weil ich nicht mehr verliebt bin; der Reiz des Kennenlernens ist weg.«

»Du könntest sie doch jetzt noch näher kennenlernen. Ein Mensch ist doch unerschöpflich in seiner Vielfalt der Gedanken und Gefühle.«

Werner: »Frauen erzählen gerne von sich selbst, von ihren Empfindungen, von Erlebnissen in ihrer Kindheit und Jugend oder von aktuellen Erlebnissen. Ich frage mich, was das soll. Das nützt doch nichts, das bringt mir nichts. Wenn ich mich mit meinem Hobby beschäftige, dann weiß ich anschließend, was ich gemacht habe; wenn ich mit Freunden zusammen war, dann hat man den Kontakt gehabt; wenn ich einen Film oder ein Theaterstück anschaue, dann hatte ich etwas, ich wurde unterhalten; wenn ich ein Buch lese, dann ist das sinnvoll für mein Wissen und meine Bildung, das kann ich wieder aufgreifen und gebrauchen, das ist nützlich. Ich frage mich immer: Was bringt mir das? Die Gespräche über Gefühle und Stimmungen, über unsere Beziehung, das bringt mir einfach nichts.«

»Ich sehe, du bewertest alles sehr praktisch-realistisch.«

Werner: »Ist das denn falsch? Ich bin ein Realist. Es muß doch alles einen realistischen Sinn haben.«

»Und Gefühle, Nähe zu einer Frau haben keinen realistischen Sinn?«

Werner: »Ich fühle mich dann immer irgendwie unbehaglich. Gefühle sind etwas Nebulöses, das ist nichts Reales.«

»Machen dir Gefühle angst?«

Werner: »Wenn ein anderer über seine Gefühle spricht, nicht. Dann kann ich zuhören, aber irgendwie langweilt es mich. Aber wenn ich über eigene Gefühle reden soll, macht mir das angst, dann fühle ich mich unwohl und verunsichert. Da begebe ich mich auf ein Glatteis. Ich denke dann immer: Jeden Moment rutsche ich aus und fühle mich schwach. Ein Mann sollte sich nicht so sehr mit Gefühlen abgeben, er sollte handeln, er sollte aktiv sein. Das Leben ist Aktivität, das Suhlen in Gefühlen empfinde ich passiv. Dadurch wird man vielleicht gehemmt und sieht alles problematischer, als es ist.«

»Sicherlich, ein Teil des Lebens ist aktives Erleben, das die Seele durchläuft und wieder ausgedrückt wird. Aber als Realist willst du nur die Dinge sehen, die dich äußerlich oberflächlich stimulieren, ohne dich innerlich berühren zu lassen. Sobald du berührt wirst, schaltet sich das Seelenleben ein. Nähe zu einem Menschen ist eine solche Berührung. Du bist reizorientiert auf Frauen bezogen, auf ihr Äußeres, aber seelisch dabei unberührt, und willst dich nicht berühren lassen und auch selbst niemanden berühren.«

Werner: »Was ist falsch daran?«

»Was deine Freundin sucht und bei dir nicht findet, ist aus deiner Einstellung entstanden. Du bist auf der Flucht vor mitmenschlicher Nähe; das ist psychologisch gesehen falsch. Unter ökonomischem Aspekt stehst du deinen Mann; du bist ein nützliches Mitglied der Gesellschaft, du bist erfolgreich im Beruf, hast Freunde, zahlst deine Steuern für die Gemeinschaft, machst dich nützlich; unter diesem Aspekt scheint offenbar nichts falsch daran zu sein. Du erfüllst deine Aufgabe, du funktionierst, oberflächlich betrachtet. Aber dein Seelenleben ist völlig abgespalten und unentwickelt; das empfinden deine Partnerinnen schmerzlich. – Willst du überhaupt deine seelische Reifung voranbringen?«

Werner: »Nein – ich denke nicht.«

Zwischenbilanz: Was kann (soll) der Mann tun?

Das Gespräch mit Werner zeigt, daß eigene Probleme zu erkennen und sie tatsächlich lösen zu wollen, daß diese beiden Vorgänge oft nicht mehr zusammenzubringen sind. Viele spüren sehr wohl, daß in ihrem Leben einiges nicht richtig läuft; sie können ihre Schwierigkeiten auch recht treffend verbalisieren, aber es fehlt ihnen die Erkenntnisstufe, daß sie daran aktiv etwas ändern sollten. Sie bringen nicht die Energie auf, sich damit wirklich auseinanderzusetzen, sich den inneren Ursachen für Konflikte und Probleme zu stellen. Die Angst davor und auch die Unbequemlichkeit, Zeit dafür ›verschwenden‹ zu müssen, hindert sie über das Verbalisieren hinaus, mehr zu tun.

Seit über zehn Jahren schreibe ich psychologische Sachbücher, die sich nicht an die Fachwelt richten, sondern an den Normalbürger. Ich bin der Auffassung, daß Psychologie nicht nur eine Wissenschaft ist, die an der Hochschule betrieben und gelehrt werden soll, sondern daß sie in erster Linie eine Hilfswissenschaft für den Menschen sein sollte. Psychologisches Wissen sollte jedermann zugänglich gemacht werden und zur Aufklärung jedes einzelnen über sich selbst beitragen.

In diesem Sinne hat zum Beispiel Erich Fromm seine Bücher geschrieben, getragen von dem Bedürfnis, der Allgemeinheit dadurch als Fachmann zu dienen.

Oft wird aber der Anspruch der Leser an psychologische Aufklärungsliteratur etwas zu naiv angesetzt; es wird ein Ratgeber erwartet, der bis ins kleinste Detail hinein vorgibt, welche Schritte nun gegangen werden sollen, um das eigene Problem mit einer ›Gebrauchsanleitung‹ praktisch lösen zu können. Allzuschnell wird dann diese Aufklärungsliteratur (zu der ich auch meine Bücher zähle) als bloße Theorie abgetan, weil jene kochbuchartigen Tips vermißt werden.

So schreiben mir immer wieder Leser und Leserinnen: »Ich habe die Theorien zwar verstanden und sehe auch ein, daß sie richtig sind, aber ich will wissen, wie man das in die Praxis überträgt, wie man sich am besten immer wieder aus dem Alltagsschlamm rausholen kann. Wenn ich lese, dann fühle ich mich wohl und denke, ja, das sollte so sein, wenn ich das Buch aber einige Zeit weggelegt habe, gerät die ganze schöne Freiheit in Vergessenheit, denn das Buch hat mir nicht gezeigt, wie ich es im täglichen Leben umsetzen könnte!«

Nach meiner Auffassung enthält die Problemanalyse und Darstellung der Ursachen bereits die Lösung in sich. Ich muß zuerst deutlich sehen, was ich falsch mache, um das Falsche fallenlassen und durch das Richtige ersetzen zu können. Wenn das Falsche abfällt, kann das Richtige folgen. Mit der Bewußtmachung des Falschen ist das Wichtigste getan; soweit kann ein Buch gehen; es kann aber niemals genau angegeben werden, was nun praktisch im einzelnen genau getan werden soll. Hier muß jeder für sich selbst, für sein Leben individuell die Schritte herausfinden, die aus seiner eigenen Situation nötig sind.

Bestimmte Situationen sind nur grob anhand von Beispielen aufzeigbar – der eine macht es so, der andere so –, aber das sollte für den Leser nicht verbindlich sein. Ich kann kein Programmschema vorschlagen, das zwar vielleicht praktisch aussehen mag, aber höchst unpraktisch zu einem Stolperstein werden kann, und zwar dann, wenn der einzelne sich daran sklavisch festhalten will. Der Leser muß mit seinem eigenen Erleben nachfolgen, er muß Eigenes dazutun, was ihm auch kein Psychologe in der Einzelberatung in dessen Praxis abnehmen kann. Es ist einer Therapie abträglich, wenn man dem Ratsuchenden zu jedem Schritt, den er zu tun hat, noch die Beine anhebt.

Alles Ermuntern nützt nichts, wenn keine eigene Energie entsteht, wenn die Selbstheilungskräfte nicht mobilisiert werden. Insofern können meine Bücher, auch dieses Buch, nur Impulse geben und Anregungen vermitteln.

*

Ich habe in diesen ersten vier Kapiteln vor Augen geführt, worauf es für den Mann ankommt:

1. Die Körperfixierung loslassen.
2. Die Vernunftfixierung lösen.
3. Das Seelenleben nicht mehr verdrängen, sondern zulassen.

4. Die Flucht vor sich selbst aufgeben und sich dem eigenen Selbst nähern.

Es wurde, hoffe ich, so beschrieben und erklärt, daß der durchschnittliche Mann es verstehen und einsehen kann. Ich habe den falschen Weg, den er geht, beschrieben und erläutert, warum er falsch ist. Er kann jetzt den Weg in Richtung eines Neulands einschlagen, den Weg in seelische Reife und Wachstum. Jeder Mann muß jedoch eigene Erfahrungen mit sich selbst machen und herausfinden, was es für ihn bedeutet, diesen Weg zu gehen.

Ein Sprichwort sagt: »Man kann den Hund nicht zum Jagen tragen.« Frauen, die ihren Mann zu einer Beratung ohne sein Wissen anmelden wollen, sage ich: »Will Ihr Mann denn? Sie können ihm die Beratung nicht aufzwingen, er muß selbst wollen.«

Wer das Buch liest und dann sagt: »Das alles ist eine schöne Theorie, aber wie soll ich das realisieren?«, der bleibt stehen. Er wehrt ab mit den Wörtern ›Theorie‹, ›Ideal‹ oder gar ›Utopie‹, er sperrt sich davor und will es nicht ausprobieren.

Wenn ich einem Kind erkläre, wie man schwimmt, denkt es, nun weiß ich, wie man schwimmt, er hat es mir ja erklärt. Das Kind hat eine Theorie vom Schwimmen, das ist der allererste Schritt, sehr wichtig und sinnvoll. Ich kann ihm dann auch vom Erlebnis des Schwimmens erzählen, poetisch und gefühlvoll, seine Gefühle berührend, aber solange das Kind nicht ins Wasser will, bleibt alles im Kopf stecken.

Zugegeben, das ist der Nachteil jeder schriftlichen oder

mündlichen Erläuterung: Sie erzählt vom Schwimmen, ist aber nicht das Schwimmen selbst. Ausprobieren muß es also der Leser selbst. Er sollte daher das Buch in die Ecke werfen, denn mit dem Buch unter dem Arm läßt sich nicht schwimmen; also bitte nicht an das Buch klammern; es ist nur ein Impulsgeber, es soll nur sagen, daß es sich lohnt, schwimmen zu lernen. Es lohnt sich wirklich: Ich zeige die Richtung, die Schönheit, das Glück, die Liebe, die Freiheit, ich schwärme davon. Das Schwärmen ist die Freude, die ich über das Schreiben weitergebe. Es bleibt dann jedem selbst überlassen – und das ist auch richtig so –, es nun zu erforschen und zu probieren, wovon da geschwärmt wurde.

In der Einzelberatung kann man sicherlich auf die besondere Situation des Individuums besser eingehen, man kann spezielle Aufgaben herausarbeiten und Einzelschritte besprechen. Aber letztlich sagt man auch hier: Und nun solltest du es wenigstens einmal versuchen, dieses und jenes zu tun. Gut, man kann den Ratsuchenden an die Hand nehmen, mit ihm zu einer Wiese fahren und ihm die Schönheit der Natur voll Begeisterung zeigen, aber er muß letztendlich den eigenen Zugang finden, er muß es sensitiv wirklich fühlen, es allein fühlen, in sich selbst den Schatz des Erlebens erfahren. Liebe muß man selbst fühlen, man kann nicht dazu überredet werden. Deshalb sage ich auch, ich schwärme davon, denn darin liegt kein Überreden, es soll nur der interessierte Blick darauf gerichtet werden.

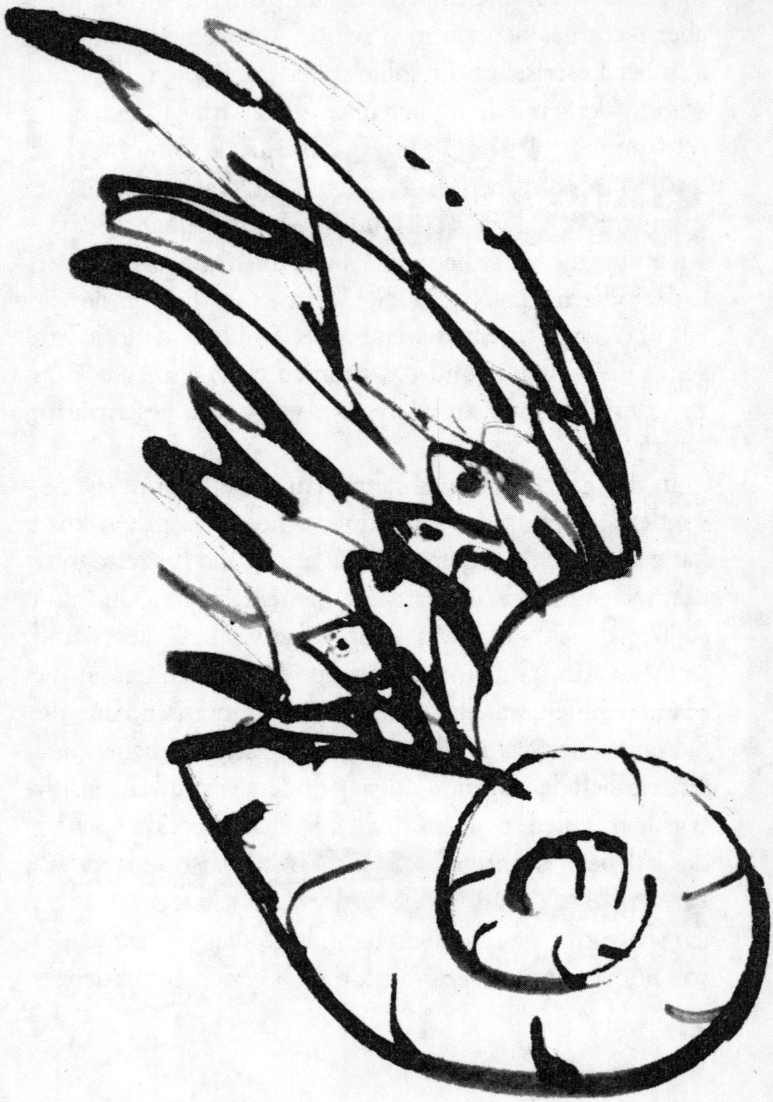

5. Kapitel
Blockierte Freiheit – die Angst vor Autonomie

»Sorge dich nicht um das, was kommen mag,
weine nicht um das, was vergeht,
aber sorge, dich nicht selbst zu verlieren,
und weine, wenn du dahintreibst im Strome der Zeit,
ohne den Himmel in dir zu tragen.«

Friedrich Schleiermacher

Vor einiger Zeit habe ich ein Gedicht gelesen von Clemens am Berg*, das den Zustand der Unfreiheit durch Verschweigen, Verdrängen und Tabuisieren von Generation zu Generation aufzeigt.

Kindeskinder

und es stellte Fragen
auf die ich nichts wußte
und es wollte was wissen
zu dem ich nichts sagte
und es hörte von mir
was fragst du mich dauernd
und es zog seine Fragen
schließlich zurück
und es lebt jetzt erwachsen
ohne Fragen und Wissen
und bleibt jedem

* Clemens am Berg: »Ufergesänge«, Privatdruck

Antworten schuldig
und ihre Kinder
fürchten Gespräche

Ein Kind ist noch unerschöpflich in seinen Fragen, weil es der Welt glücklicherweise noch sehr offen und freiheitlich gegenübersteht. Ein Kind möchte von den Erwachsenen alles wissen und erfahren, über das Leben, die anderen Menschen, über sich selbst, auch um die eigenen Gefühle mit denen anderer vergleichen zu können. Es will sich entfalten, aber auch Geborgenheit erfahren, will wissen, ob es auf einem richtigen Weg ist. Die Erwachsenen bleiben aber viele Antworten gerade darüber schuldig, sie ängstigen sich sogar etwas vor der anarchischen Freiheit des Kindes, das Themen anrührt, die der Erwachsene oft so mühsam verdrängt hat. Das Kind rührt an Narben und längst verschlossen geglaubte Wunden. Die Eltern werden deshalb oft ärgerlich und aggressiv, sie stoßen das Kind zurück, so daß es seine Fragen schließlich nicht mehr stellt.

Den Vorgang der Erziehung, der die Gefühlswelt ausschließt, ja sogar unterdrückt, habe ich ja bereits beschrieben. Das Gedicht von Clemens am Berg endet sehr resigniert mit der Feststellung: »und ihre Kinder fürchten Gespräche«. Das ist die Angst erwachsener Männer vor den Gesprächen über Gefühle, Seele, Furcht, Lebenssinn, Freundschaft, Liebe, die Frauen mehr vermissen als Männer (siehe Kapitel 4).

Jetzt möchte ich noch einen Schritt weitergehen und auf die damit verbundene Freiheitsproblematik eingehen. Ich meine die seelisch-geistige Freiheit, nicht den Freiheitsbegriff, den Politiker oft gebrauchen (persönliche Freiheit ist aber deswegen nichts Unpolitisches).

Persönliche Freiheit, wenn nicht verwirklicht, wird zu einer Sehnsucht. Die Werbung arbeitet damit, wenn sie den Mann in einer Abenteuersituation darstellt, stolz auf seinem Pferd sitzend, im Landrover aus Flüssen fahrend, im Hubschrauber über einer wilden Landschaft. Freiheit spiegelt sich auch in Feriensituationen am Strand, beim Ballspiel vor herrlichen Sonnenuntergängen.

Die Sehnsucht nach persönlicher Freiheit läßt sich für Werbezwecke an ein Produkt koppeln. Es soll die stimulierte Vorstellung von Freiheitsentfaltung auf das Produkt übertragen werden: Kaufe dieses Produkt, diese Marke, Reise, und du kaufst dir ein Stück der ersehnten Freiheit!

Es ist einerseits erfreulich, daß noch ein Gefühl für Freiheit in uns lebt, aber es ist natürlich traurig, daß an dieses Gefühl zwecks Stimulierung für den Kauf von Produkten appelliert wird. Freiheit kann man natürlich nicht kaufen, das ist auch jedem klar, aber dennoch scheint der Kitzel unterbewußt wirksam zu sein und den Warenabsatz zu beeinflussen.

Was ist das eigentlich für eine Freiheit, nach der sich Männer sehnen? Sie ist ein seelisches Phänomen: Diese Freiheit bedeutet losgelöst sein von Zwängen und Fesseln der Anpassung, die man im Alltag akzeptiert hat. Freiheit vermittelt das Glücksgefühl authentischer Lebendigkeit und ist das Gegenteil von Niedergedrücktheit (Depression) und Angst; Freiheit ist Selbstbestimmung des Ich, Autonomie und Souveränität; sie vermittelt das Gefühl von Ganzheit.

Wenn man die folgenden psychischen Werte einmal genau untersucht, dann erkennt man, daß sie typisch männlich sind:

- Angstfreiheit, Furchtlosigkeit,
- Selbstbestimmung, sein eigener Herr sein,
- Autonomie, Unabhängigkeit,
- über sich selbst bestimmen können.
- Souveränität, mit Gelassenheit über den Dingen stehen können, Herr der Lage sein.
- Optimismus, Lebensfreude, kraftvolle Energie, das Leben beim Schopf packen.

Freiheit und Männlichkeit scheinen zusammenzugehören. Stärke gilt als Männlichkeit, eine Stärke, die aus Eigenständigkeit wächst, also Autonomie, Souveränität und Selbstbestimmung verwirklicht.

Und wie kläglich verläuft dagegen das Durchschnittsleben des Normalmannes im Alltag unserer Industriegesellschaft! Die Spannung zwischen Ideal und Wirklichkeit ist geradezu unerträglich groß. Nicht verwunderlich also, daß der Mann ein ungeheures Quantum an Unzufriedenheit mit sich selbst wegstecken muß und manche Frau, der ein freier Mann auch lieber wäre als ein unterdrückter, viele Enttäuschungen zu verarbeiten hat. Es erscheint paradox, daß Männerideal und Wirklichkeit in einer männerbestimmten Welt so weit auseinanderklaffen, obwohl sich der Mann doch immer wieder so viel auf seine Männlichkeit zugute hält und sich der Frau trotz aller beschriebenen Defizite deswegen überlegen fühlt.

Die Realitäten des Mannes habe ich in den vorangegangenen Kapiteln ausführlich beschrieben; sie zeigen, der Durchschnittsmann ist nicht frei, nicht autonom, nicht souverän. Und dennoch spielt er sich als Herr der Lage und der Partnerschaft auf. Er gibt eine Stärke vor, die nicht auf Freiheit gründet; seine Stärke ist Maske und Rolle und deshalb starr, und sie entspringt nicht aus der seelischen Basis. Ein Mann, der seine Gefühle verdrängt, der Seelisches als Gefühlsduselei abtut, der Angst vor seiner Angst hat, der kann nicht wirklich frei sein, der kann Freiheit nur spielen und vortäuschen; seine Stärke ist Prinzipienreiterei, die auf Normenversklavung und einem Festbeißen an Regeln beruht; seine Stärke ist die Scheinstärke einer Flucht in Rationalität, Aktion, Spaß und Unterhaltungskonsum, sie ist Ablenkung von der Angst, Flucht in die Verhärtung und einen nihilistischen Realismus.

Echte Freiheit ist aber ganz anders. Sie entsteht aus dem Mut, sich den eigenen Gefühlen zu stellen. Der Mann ist deshalb ein hochgradiger Neurotiker, der so tut als ob, der ständig auf der Lauer liegt, um sein Bild, das er sich und anderen vorspielt, zu verteidigen. Männlichkeit, auf Lügen aufgebaut, muß sich ständig beweisen; sie wird so zu einer Belastung für ihn selbst, die Frau und andere Männer.

Der wirklich freie Mann dagegen baut nichts auf Lügen auf, weil er in die Wirklichkeit offen und ehrlich hineingeht. Insofern sind die Frauen freier als die Männer, weil sie ihre Seele weniger von sich abgetrennt haben. Frauen sind in diesem Sinne *männlicher* als Männer: Frauen verwirklichen häufiger das, wonach sich Männer sehnen; deshalb sind Frauen vielen Männern oft seelisch überlegen. Sobald ein Mann das spürt, flüchtet er um so mehr in die angestammte Rolle und Maske, obwohl er bereits demaskiert ist und ihm diese Flucht vor einer erkennenden Frau nichts mehr nützt; er macht sich durch diese Tarnung nur noch unglaubwürdiger, lächerlicher und verächtlicher. Der Mann ist von innerer, also echter Freiheit, weit entfernt. Es ist seine Tragik, daß das, was er als seine Domäne ansieht, von den Frauen zum Teil ehrlicher praktiziert wird. Es gibt für den Mann nur einen Weg aus diesem Dilemma, nämlich sich mit der Freiheit auf seelischer Ebene, der Quelle für die Echtheit, endlich ensthaft auseinanderzusetzen.

Ein Erlebnis der Freiheit

Im Sommer 1986 unterhielt ich mich mit Arno K. über ein Leben in Freiheit und Würde. Ich bat ihn, mir seine Gedanken für dieses Buch niederzuschreiben.

Arno: »Für mich ist persönliche Freiheit für mein Leben das wichtigste. Viele leben heute zwar nicht mehr in äußerer Sklaverei, aber sie sind Sklaven aus ihrem Inneren heraus, abhängig von den gesellschaftlich vermittelten Normen, abhängig auch von Besitz, Erfolg, Leistung und Partnerschaftsregeln.

Das Schlüsselerlebnis für mein persönliches Leben ist mir an einem Urlaubstag auf einer Mittelmeerinsel passiert. Ich wachte morgens um acht Uhr auf und spürte ein schales Gefühl von Unmännlichkeit und Würdelosigkeit. Ich sah schlagartig meine ganze Erbärmlichkeit in meinen Abhängigkeiten, die ich mir selbst geschaffen hatte. Nun lag ich im Hotelbett an diesem Urlaubsort, um mich von all dem wieder zu regenerieren, um nach drei Wochen in das alte Leben zurückzukehren, das mich so fertiggemacht hat, daß ich mich ein halbes Jahr nur noch auf diesen Urlaub freuen konnte. Ich träumte von diesen Ferien, um endlich wieder zu mir selbst zu finden und Freude und Glück zu erleben. Mein Glück hatte sich auf diese drei Wochen im Jahr verengt, dachte ich, und ich fühlte mich am Ort meiner Sehnsucht nun plötzlich sehr traurig und armselig.

Es wurde mir bewußt, daß das nun ein ganzes Leben lang offenbar so weitergehen würde, wenn ich daran nichts ändern würde. Es beschäftigte mich, wie ich ausgerechnet auf das Wort ›würdelos‹ für meinen Zustand kam. Mir wurde schlagartig klar, daß das mit meinem Verlust an Freiheit zu tun hatte. Und ich sagte mir, jetzt, heute will ich das ändern und meiner verlorenen Freiheit auf die Spur kommen. Ich stand auf, schlurfte auf die Terrasse und stand in der Sonne mit dem Blick aufs Meer. Das ist der Traum – hier beginnt jetzt deine Freiheit, fange jetzt an, dachte ich. Was willst du eigentlich, wo liegen deine Bedürfnisse? Ich konnte keinen klaren Gedanken dazu fassen. Ich wollte in mich hineinhorchen und jetzt das machen, was ich wirklich will, wonach mir zumute ist – und plötzlich schossen mir die Tränen in die Augen, ich warf mich aufs Bett und heulte mich nach Jahren endlich einmal wieder richtig aus. Der Schmerz über meinen Zustand überflutete mich, und ich ließ es zu; ich verurteilte diesen Schmerz und meine Schwäche nicht.

Nach dem Frühstück mietete ich mir einen Leihwagen, denn an den Strand, unter all die Touristen, wollte ich mich nicht mischen. Ich fuhr ins Hinterland, holperige, unasphaltierte Landstraßen, an ärmlichen Bauerngehöften vorbei, ziellos, ohne Absicht oder einen Plan. Ich ließ mich von der Landschaft und den Wegen leiten. Ab und zu stieg ich aus und setzte mich an einen Wegrand; Verkehr war hier fast keiner. Die Landschaft war fremdartig, aber im Grunde nichts Besonderes.

Ich betrachtete jetzt intensiv Blütenblätter. Das ist also eine Blume, dachte ich. Die Blume hat mehr Würde als du, dachte ich. Sie ist nur eine einfache Blüte, nichts Besonderes, aber sie erfüllt ihr Leben. Sie muß zufriedener und sinnerfüllter auf dieser Welt sein als ich, der ich ein so hochstehendes Lebewesen, ein Mensch bin. Solche Gedanken wären mir früher nie in den Sinn gekommen. Ich spürte, daß ich heute mehr von meiner Umgebung erfuhr und über mich selbst, als mir bisher möglich war. Ich war geöffnet. Kein Gedanke war mir zu zart, zu unmännlich oder zu empfindsam. Der Tränenausbruch am Morgen hatte den Zugang zu meinem seelischen Erleben aufgeschlossen; das empfand ich als Reichtum und nicht als Schwäche. Ich spürte, daß ich an diesem inneren Reichtum bisher vorbeigelebt hatte.

Ich ging zum Auto zurück, fuhr wieder einige Kilometer, die Sonne stieg höher und höher, es wurde heiß, und ich schwitzte nicht. Es war mir nicht unbehaglich heiß, obwohl ich zu Schweißausbrüchen neige. Ich wollte mich auch nicht in die Sonne legen, um mich zu bräunen; das war mir jetzt unwichtig. Ich hielt wieder an, stieg aus und kletterte einen Abhang hinauf, an den Rand eines Kiefern- oder Pinienwäldchens. Ich setzte mich und spürte mich, das Rätsel, das ich mir selbst war. Ich wußte, wie man ein Auto repariert, wie man einen Videorecorder bedient, aber ich wußte nicht, was in mir selbst los war. Mein Leben zog in abgehackten Bildern wirr an mir vorbei. Es wurde mir erschreckend zum erstenmal bewußt, daß ich einmal sterben werde. Mit dem Sterben habe ich mich nie auseinandergesetzt; sobald der Gedanke einmal auftauchte, habe ich ihn sofort weggeschoben. In diesem Moment habe ich mich mit meinem Sterben angefreundet, die Angst davor innerlich angenommen, mein Sterben gesehen, mich unter dieser Erde hier liegend vorstellen können.

Ich nahm einen Stein auf und betrachtete ihn von allen Seiten, die Maserungen, seine Farben, seine Form und die Einkerbungen. Der Stein war mir bedeutungsvoller als eine Uhr oder eine Zigarettendose. Der Stein konnte mich nicht versklaven, aber für die Zigarettendose mußte ich Geld bezahlen. Wir besitzen nicht nur unseren Besitz, sondern der Besitz besitzt auch uns, dachte ich. Ich war tief berührt von diesem Gedanken und habe ihn in mein Notizbuch geschrieben. Es wurde mir ganz klar, daß Freiheit etwas ist, das ich mir selbst schaffe oder mir selbst verbaue.

Ich sah deutlich, daß ich mir den Käfig, in dem ich saß, selbst gezimmert hatte. Also konnte ich den Käfig auch selbst wieder zerstören. Die Vorstellung dieser Zerstörung war schmerzlich, eine Trennung von Sicherheiten, Status und Wert; ich dachte, das vernichtet mich, genauso wie ein Sterben. Aber es befreit mich auch; hinter der Vernichtung meiner Gegenstände, die meine Bedeutung ausdrücken sollten, konnte ich selbst zum Vorschein kommen.

Was wird meine Freundin Anne dazu sagen? dachte ich. Sie wird es nicht verstehen. Ich liebe sie nicht, aber ich leide darunter, daß sie es nicht verstehen wird. Es werden mir die Worte fehlen, es zu erklären, dachte ich. Werde ich das durchstehen? Warum bin ich abhängig von einem Mädchen, das ich nicht liebe? Ich war ratlos, aber dennoch glücklich, weil ich mich in der Freiheit, das alles einmal zu denken, diesen Gedanken und Gefühlen wirklich nachzugeben, sinnvoll und gut fühlte. Ich war ratlos, aber das war richtig und wichtig.

Ich saß etwa zwei Stunden an diesem Abhang und beobachtete die Vögel, die vorbeisurrenden Käfer und die Ameisen. Ich fühlte mich wohler und wohler, dachte, endlich fühle ich mich mal frei und wohlig ohne Alkohol. Ich war von meinem Bewußtsein richtiggehend angetörnt – das ist viel schöner und hinterläßt keinen Kater.

Ich fuhr dann langsam, innerlich beschwingt, zurück und machte einen Stadtbummel. Ich fühlte mich erfrischt, voller Energie und Kraft. Weil ich mich geöffnet hatte, hatte ich Kraft empfangen, Energie aus der Natur, Energie aus meiner Seele, aus der Ehrlichkeit und durch die Offenheit der aufgestoßenen Tür zur Freiheit. Ich schaute den Mädchen offen in die Augen, zum erstenmal wirklich selbstbewußt, und sie lächelten oder schlugen die Augen nieder. Ich war durch mich selbst stark, nicht durch Konsum oder Status – eine wunderbare Erfahrung.

Innere Freiheit macht stark, nicht Unfreiheit, um Sicherheit zu erreichen oder Angst zu verringern. Diese Freiheit war für mich gleichzeitig Angstfreiheit. Angst erleben, sie akzeptieren, das macht dich so frei! Ich setzte mich in ein Bistro und dachte darüber nach, wie ich diesen Tag für mich festhalten konnte, damit in jedem neuen Tag nichts mehr davon verlorengeht. Bloß nicht wieder zurückfallen in die alten Muster, dachte ich.«

Warum die Freiheit von großer Bedeutung ist

Der Erlebnisbericht von Arno zeigt, daß unter der Schicht der äußeren Stärke, der vorgegebenen Männlichkeit, Sicherheit und Überlegenheit, eine tiefe Resignation und Frustration verborgen sein kann. Durch seinen Bewußtseinsvorgang am Morgen und den Gefühlsausbruch des Schmerzes (ausgedrückt in dem Ausweinen) wurden die inneren Blockierungen von Arno geöffnet. Er hat die geöffneten Fenster nicht schnell wieder erschrocken zugeschlagen, sondern ist seinen inneren Gefühlen gefolgt, einmal äußerlich – hinaus in die Landschaft zum Naturerlebnis, aber auch innerlich – zu seinen Gedanken und Gefühlen, die sich dabei eingestellt haben. Er ließ seinem Seelenleben endlich freien Lauf und hat den ›pfadlosen Weg‹ der Freiheit betreten.

Was verstehe ich unter ›pfadlosem Weg‹ der Freiheit? Die Freiheit beginnt da, wo alle vorgegebenen Wege enden. Wäre Arno dem ihm Vertrauten und Bekannten nachgegangen, etwa an den Strand, um in der Sonne liegend ein Buch zu lesen, mit dem Walkman eine Musikkassette zu hören, um ein Eis zu essen, ein Gespräch mit anderen zu suchen – er hätte das Übliche getan, er hätte sich dadurch abgelenkt von seinem Inneren. Der Tag wäre nach dem Muster des Bekannten abgelaufen, und das Erlebnis der Freiheit wäre nicht geschehen.

Arno ging aber nicht nur äußerlich in die ihm unbekannte Landschaft, er setzte sich selbst aus, ohne Walkman, ohne Buch oder Gesprächspartner. Er ließ es zu, daß sein Leben an ihm vorbeizog, daß er ans Sterben dachte, sich als endliches Lebewesen, das sterblich ist, begriff; er ließ Gedanken an seine innere Gefangenschaft in Werte zu, und er stellte plötzlich für sich überraschend in Frage, ob das seine eigenen Werte sind oder ob er fremdbestimmten Zielen hinterherlief.

Es wurde ihm bewußt, daß er nicht nur der Besitzer seines Besitzes ist, sondern daß er auch der Sklave dieses Besitzes sein kann. Dieser Gedanke wurde aus ihm selbst heraus geboren. Es war nicht nur sein eigener Gedanke, sondern mehr als ein Gedanke oder eine Idee, es war ein gefühltes Erkennen, nur deshalb möglich, weil er nicht rational vorging, sondern seine Ganzheit, also auch die Bereiche seiner Gefühle und seiner Seele, auftauchen ließ und miteinbezog. Kein anderer stellte seinen Besitz in Frage, er selbst, vermittelt durch ein existentielles Ganzheitserlebnis. Vernunft (Rationalität) und Gefühl (Seele) flossen zusammen.

Er spaltete sich von keinem Teil ab und ließ das Überraschende, das Unbekannte, das in seinem Gehirn entstand, dankbar zu. Das ist der ›pfadlose Weg‹ der Freiheit.

Freiheit beginnt dort, wo das Bekannte, das Reglementierte, die Sicherheit im Üblichen endet. Es ist unwichtig, ob dabei ein Denken entsteht, das in der Philosophiegeschichte schon bekannt ist. Der Intellektuelle wird einwenden, es sei ja wohl nichts Neues, daß Besitz abhängig macht; das hätte Jesus gesagt, vor ihm Buddha und vor diesem Laotse; Arno wäre also doch einen bekannten Pfad gegangen. Dieser Einwand aber ist, psychologisch gesehen, unerheblich, denn wichtig ist alleine die Tatsache, daß Arno unabhängig von bereits gedachten Erkenntnissen für sich selbst in diesen Gedanken hineinging, pfadlos *für ihn* deshalb, weil er nichts über diesen bereits betretenen Pfad wußte; er hat das für sich selbst ganz persönlich entdeckt, er ging für sich selbst, ohne einen Führer, der ihm eine Sicherheit vermittelte. Freiheit heißt, für sich die Bedeutung einer Erkenntnis erfahren, existentiell gefordert sein und damit in der Praxis des Alltags umgehen.

Man kann sich auch zufällig einmal in die Freiheit verirren und dann schnell erschrocken wieder zurückweichen. Das Freiheitserlebnis ist dann eine unvergessene Erfahrung, aber sie wird als seltsam exotische Angelegenheit in einer Schublade der Erinnerung abgelegt.

Die von Arno geschilderte Freiheit, ins Unbekannte hineinzugehen, ins seelisch-geistige Erfahren der eigenen Existenz, ist ein Beispiel, das für jeden Menschen von Bedeutung ist. Es gehört in das Fachgebiet der Psychologie, darauf aufmerksam zu machen. Nirgendwo sonst erfahren wir hierüber etwas, weder von der Religion noch in Schulen und Universitäten, nicht über das Fernsehen und nicht durch andere Unterhaltungsprogramme, auch meist nicht in Gesprächen mit anderen Menschen.

Jeder Mann ist an diesem Punkt meiner Analyse der

männlichen Irrtümer hier auf sich ganz allein gestellt. Ich sage oft: Auch kein anderer kann für dich den pfadlosen Weg vorgehen, denn dann wäre es ja kein pfadloser Weg mehr, wenn du dem Pfad eines anderen nur hinterherfolgen würdest. Freiheit heißt, niemandem folgen, sondern dich selbst erkennen im freiheitlichen Erleben des Unbekannten, das Unbekannte für dich selbst erfassen, erleben und auch aussprechbar machen. Jeder Lebenslehrer, der fordert: »Folge mir nach!«, bringt dich in Abhängigkeit, geht mit dir seinen eigenen Pfad. Der Lehrer mag ehrenwert sein, aber er ist ein führender Verführer. Niemand darf sagen, folge mir, ich führe dich richtig, denn so nimmt er dem Nachfolgenden die Freiheit, macht ihn abhängig und nimmt ihm die Würde der Selbstverwirklichung.

Jeder muß für sich selbst entdecken, seine eigene Schneise in das Unbekannte schlagen, auch auf die Gefahr hin, daß seine Entdeckungen und Erkenntnisse für andere banal sind. Mir ist ein Tüftler im Gebirgsdorf lieber, der den Strom ›erfindet‹ und dann erfährt: »Den Strom gibt es schon«, als ein Stromverbraucher, der keinen eigenen wirklich selbsterfahrenen Gedanken faßt, sondern nur nachplappert, was er als Neues irgendwo gehört hat.

Jeder kann nur für sich selbst in die Freiheit hineingehen; das gehört zum Wesen der Freiheit. Deshalb kann ich auch keine präzisere Anleitung geben; das Unbekannte kann nicht bekannt gemacht werden. An diesem Punkt muß auch jede Psychotherapie enden. Man kann nur den Mut vermitteln, Lust machen auf das Unbekannte.

Freiheit ist etwas Männliches, wie ich feststellte. Daher sollten die Männer zur Freiheit ›hinmotiviert‹ werden.

Warum das so eminent wichtig ist, habe ich in den vorangegangenen Kapiteln ausführlich erklärt. Die Fenster aufmachen, hinausschauen, den Wind hereinlassen – und dann hinausgehen.

Der pfadlose Weg liegt vor jedem. Amerika ist zwar entdeckt, aber die eigene Seele liegt in jedem Mann als unentdecktes Gebiet, in das er seinen Pfad schlagen kann. Jetzt, heute – und jeden Tag erneut.

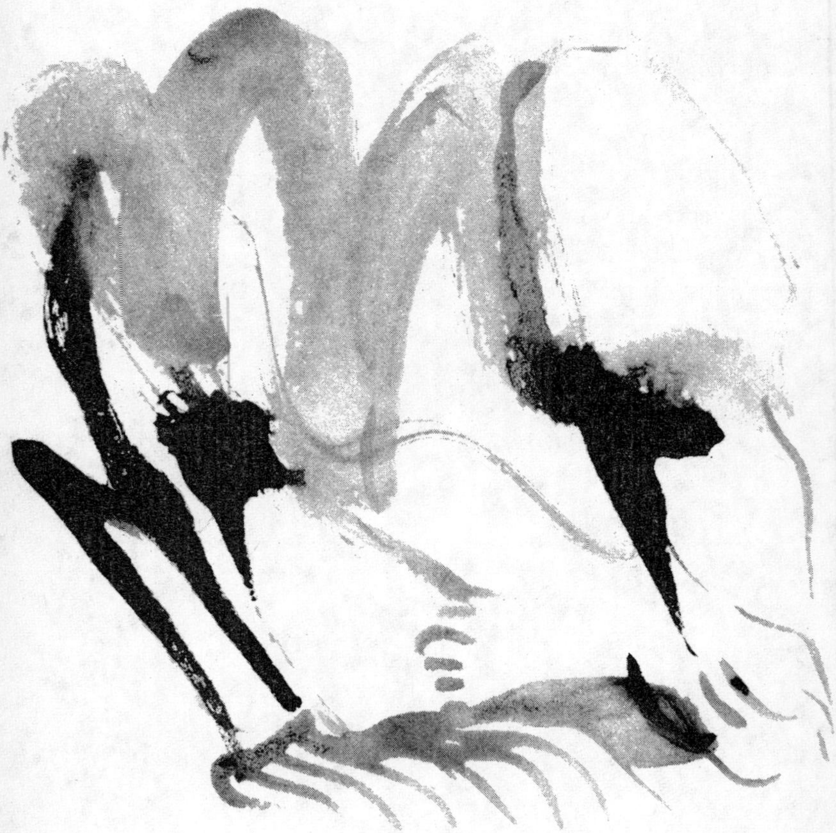

6. Kapitel
Blockierung von Ausdruck und Schöpferkraft

»Wenn du hervorbringst, was in dir ist, wird das,
was du hervorbringst, dich retten.
Wenn du nicht hervorbringst, was in dir ist, wird das,
was du nicht hervorbringst, dich zerstören.«

Aus einem Text der Gnostiker,
eine Aussage, die Jesu zugeschrieben wird.

Wie schon erwähnt, gelangt der Eindruck über die Sinne in das Seelenleben und wird dort nicht einfach nur sachlich registriert, sondern emotional empfunden. Der Eindruck wird hier zum *seelischen Erlebnis,* beeinflußt von Impulsen der Vernunft und von Impulsen aus dem Unterbewußtsein. Das *emotionale Erlebnis,* die seelische Qualität des Eindrucks, will die Seele wieder als Ausdruck verlassen. Der Kreislauf des Lebens ist Eindruck → Erlebnis/Seelenleben → Ausdruck.

Wie ebenfalls schon erwähnt, filtert der Mann seine Eindrücke (selektive Wahrnehmung), kontrolliert und verdrängt seine Emotionalität, besitzt deshalb keine volle Erlebnisfähigkeit und blockiert den Ausdruck, filtert ihn oder hält ihn ganz zurück.

Ausdruck ist für das seelische Wohlbefinden von großer Bedeutung.

Die jeweiligen Ausdrucksformen sind:

- Sprachlicher Ausdruck, wie Erzählen, ein Erlebnis verbalisieren.

- Körperlicher Ausdruck, wie Tanzen, Nachmachen, Darstellen, Gestikulieren.
- Bildnerischer Ausdruck, wie Malen, Zeichnen, Töpfern, Bildhauern.
- Musikalischer Ausdruck, wie Singen, Instrumente spielen, Komponieren.

Diese Ausdrucksarten sind im Alltag jedermann möglich; sie lassen sich bis zur künstlerischen Schöpferkraft steigern; sprachlicher Ausdruck wird dann zum Gedicht, zur Poesie, körperlicher Ausdruck zur Schauspielkunst, zum Ausdruckstanz, bildnerischer Ausdruck zur Ausprägung von Malerei oder Bildhauerei, musikalischer Ausdruck wird von Künstlern aus ihrer Subjektivität heraus gestaltet zu einer kreativen Schöpfung, die von allgemeinem Interesse werden kann. Der natürliche Ausdrucksvorgang kann also zu einem künstlerischen Beruf hinführen. Das nur beiläufig erwähnt, denn es kommt auf den natürlichen Ausdruck an, nicht auf künstlerische Höchstleistung, die zum Ausdruck einer Zeit, eines epochalen Lebensgefühls werden kann.

Ich meine mit natürlichem Ausdruck also nicht, daß nun jeder Gedichte schreiben, Bilder für Ausstellungen produzieren oder Sonaten komponieren soll. Dies ist nur möglich, wenn zum natürlichen Ausdrucksbedürfnis eine schöpferische Energie hinzukommt, die nicht zur Allgemeinverbindlichkeit erklärt werden soll.

Ausdruck im Alltag ist vor allem das Gespräch, etwa dem anderen etwas davon mitteilen, was erlebt wurde und wie man es empfunden hat. Dazu gehören ganz banal

Klatsch und Tratsch, dazu gehört die Verkäuferin, die sich samstags nacht in der Disco austanzt, der Verliebte, der seiner Angebeteten einen Liebesbrief schreibt, der Angestellte, der seinen Bekannten vormacht, wie sein Chef hinter dem Schreibtisch steif wurde, als er um eine Gehaltserhöhung bat. Dieser tägliche Klatsch ist Ausdruck dessen, was man erlebt hat. Es gibt keinen Grund, über Klatsch die Nase zu rümpfen, denn er ist notwendig, um die Seele von Erlebnissen zu befreien. Ein wichtiger Bestandteil der Psychotherapie besteht deshalb darin, daß sich der Patient einmal nach Herzenslust aussprechen kann und er einen Zuhörer hat, der, ohne zu unterbrechen, das alles auch wissen will. Ein geselliger Abend in der Kneipe ist daher beglückend, wenn man danach feststellen kann: »Ich konnte mich heute mal richtig ausquatschen.« Da schwingt auch Dank gegenüber dem Zuhörer mit: Er wird als sympathisch eingestuft, eben weil er zuhören und echtes Interesse zeigen kann.

Manche Verliebtheit beginnt damit, daß einer einen Gesprächspartner findet, der ihn erzählen läßt. Das ausgeschüttete Herz fühlt sich wohl und ist dankbar, ist auch bereit, ebenfalls zuzuhören. So kann anschließend nach einer solchen Befreiung Herz zu Herz finden. Aussprechen erleichtert, öffnet die Seele, so daß neue Aufnahmebereitschaft für den anderen bereitet wird. Erst einmal sollte die Seele sich leeren können, damit wieder ein neues Erlebnis Platz findet.

Nun sind wir wieder bei einem Punkt angelangt, an dem ich erneut feststellen muß, daß Frauen Männern gegenüber hier im Vorteil sind. Frauen drücken sich freier und offener aus als Männer, ihr Ausdrucksverhalten ist weniger blokkiert. Auch das ist wieder ein Merkmal dafür, daß Frauen in der Regel seelisch gesünder sind als Männer. Männer hören oft lieber zu und lassen die Frauen sich ›ausplappern‹, wie sie oft abfällig bemerken, und sie meinen, daß sie das nicht so nötig hätten, daß das eher etwas Weibliches wäre, daß Frauen eben tratschen und Männer eher schweigen, eher ernsthaft, ›nicht so hysterisch‹ sind. Männer glauben, Männer sollten kontrollierter, disziplinierter, rationaler, nüchterner und sachlicher sein. Das ist die Rechtfertigung des Mannes für sein Unvermögen, sich wirklich frei und offen darzustellen, einfach drauflos zureden und ungehemmt zu gestikulieren.

Der Mann kontrolliert sich, weil er denkt, vielleicht etwas Falsches sagen zu können; er hat Angst vor den Gefühlen, die dann in ihm hochsteigen; er schämt sich dieser Gefühle, er denkt, daß er dann womöglich zuviel über sich verraten könnte. Der Mann ist nicht offen, er gibt sich lieber verschlossen, gibt sich als der große Schweiger. Unter Alkoholeinfluß wird das Schweigen gelockert; der Mann könnte dann seine Innerlichkeit ausdrücken, aber statt dessen ist er zu derben Späßen aufgelegt, zieht vieles ins Ironische, versucht, sich durch lautes Lachen an seinen wirklichen Gefühlen ›vorbeizulachen‹; denn er haßt an sich selbst einen wirklichen Gefühlsdurchbruch, wenn seine Frustrationen einmal herauskommen und er seine unterdrückten Aggressionen und Ängste aufscheinen läßt oder vor Selbstmitleid zu zerfließen beginnt. Er haßt diese mögliche ›Sentimentalität‹ an sich selbst und an anderen. Er verschließt emotionalen Ausdruck in sich selbst, kapselt ihn ab und beraubt sich durch diesen selbstverordneten Ausdrucksstopp der Befreiung von seinen Eindrücken.

Der Mann vergräbt das Erlebte in sich und läßt nur das heraus, was ihm unter vermeintlich nüchtern-sachlicher Betrachtung der Dinge akzeptabel erscheint. Er sammelt in sich an, steckt weg und hortet Frustration auf Frustration; kein Wunder also, daß es in einer besonderen Auslösesituation durchaus zu einem katastrophalen Durchbruch kommen kann, in dem er explosionsartig Gefühle herausschreit oder Aggressionen begeht, die den Anschein eines ›Aggressionstriebes‹ machen. Ärger, Streß und Aggression, durch täglichen Ausdruck abgebaut, können dagegen nicht dieses destruktive Potential erzeugen.

Dem Mann ist sehr zu raten, seine Ausdruckblockierungen aufzulösen. Er muß die Angstschwelle überwinden, die in ihm entsteht, wenn er durch sein Handeln als ›unmännlich‹ erscheint. Mit der Freiheit des Erlebens (siehe Arno) sollte auch Freiheit des Ausdrucks stattfinden.

Die Ausdruckskontrolle ist der sechste große Irrtum, dem der Mann täglich unterliegt. Das alles hängt zusammen mit dem Problem: Wie kann der Mann sich wirklich frei beeindrucken lassen, wenn er seine Emotionalität verdrängt und den Ausdruck kontrolliert? Wenn er sich nicht zum Ausdruck bekennt, zieht er sich zwangsläufig auch zurück, wenn er die Möglichkeit hat, sich frei beeindrukken zu lassen.

Eindruck und Ausdruck sind zwei Aspekte, die sich ergänzen. Eindruck kann nur fließen, wenn der Durchfluß zum Ausdruck nicht blockiert ist. Eindruck und Ausdruck sind die Vorgänge einer gesunden Lebendigkeit.

Deshalb rate ich immer wieder: Drücke dich aus, laß es aus dir wieder herausfließen, was in dich hereingekommen ist. Die Freiheit des pfadlosen Weges ist nur möglich, wenn der Ausdruck unblockiert geschehen kann.

Der seelisch gesunde Mensch läßt Eindrücke ungefiltert (ohne selektive Sperren) hereinströmen, durch seine Emotionalität ohne irgendwelche Verdrängungsmechanismen hindurchströmen und als Ausdruck wieder für andere zum Eindruck werden.

Kreativer Krebs

Der Sinn des Ausdrucks liegt in der Loslösung vom Erleben, er ist ein Akt der Befreiung. Wer sich nicht ausdrückt, ›verholzt‹ innerlich; er ist damit beschäftigt, im bildlichen Sinne Kalk um seine Erlebnisse zu lagern; er klammert sich an die Vergangenheit. Ausdruck hat nicht unbedingt etwas mit künstlerischer Kreativität zu tun, aber er ist die Basis für einen schöpferischen Vorgang. An den Ausdruck werden unter psychologischem Aspekt keine Maßstäbe der Innovation angelegt, denn er genügt sich selbst. Es ist ein Irrtum, wenn der Mann meint, sein Ausdruck müßte etwas Besonderes sein, um wert zu sein, hervorgebracht zu werden.

Ich möchte aber Ausdruck dennoch in die Nähe der Kreativität und des Schöpferischen rücken, ohne jedoch Leistungsehrgeiz zu wecken. Ausdruck hat nichts mit Leistung zu tun, weil er nur ein Ausfluß aus der Seele ist.

Zurückgehaltener Ausdruck bedarf einer größeren Energieleistung, als dem Ausdruck freien Lauf zu lassen. Deshalb steht der ausdruckgehemmte Mensch unter ständiger Spannung, seine Blockierung aufrechtzuerhalten.

Ausdruck hat mit Schöpferkraft insofern zu tun, als die Lebensenergie in den Ausdruck hineinfließt. Eindrücke sind ein Empfangen aus der Welt, und Ausdruck ist ein Geben an die Welt. Ausdruck ist also die Voraussetzung für schöpferische Potenz.

Der Mann hält sich seit jeher viel zugute auf seine Schöpferkraft. Vor allem Männer haben sich in der Geschichte durch viele schöpferische Leistungen hervorgetan, doch mag ein Beispiel für schöpferische Energie genügen: Pablo Picasso. Es verging kein Tag, an dem er nicht schöpferisch war und sich kreativ künstlerisch ausdrückte. Er war geradezu von einem Schöpferausdrucksbedürfnis besessen. Solche Genies zählen zu den Ausnahmeerscheinungen, und solche Genies sagen oft: »Wenn ich mich nicht ausdrücken könnte, würde ich das Leben nicht aushalten, ich würde verrückt werden.«

Ein offener, vitaler Mensch muß sich ausdrücken, er würde sich sonst krank fühlen. Er muß die Wirkung der Welt auf ihn, die emotionale Erlebnistiefe wieder loswerden durch eine Verarbeitung innerhalb seiner Schöpfungen. Ob es sich hierbei um Kunst handelt oder nicht, spielt für solche ausdrucksbetonten Menschen nicht die primäre Rolle, denn sie sind nicht ehrgeizig an einem Platz im Museum interessiert, sondern an dem lebendigen Prozeß ihrer schöpferischen Potenz.

Es gilt als männlich und ist sicherlich auch männlich, schöpferisch zu gestalten. Mit dieser Aussage möchte ich Frauen auf gar keinen Fall schöpferische Potenz absprechen. Für Frauen ist Ausdruck natürlich genauso lebensnotwendig für ihre seelische Gesundheit wie für Männer.

Die Schöpferkraft des Mannes wird oft auch als ›Kreativität‹ bezeichnet. Der Mann hält Intelligenz (Rationalität) und Kreativität für seine hervorstechenden Fähigkeiten. Da ich auf die Vernunftfixierung schon eingegangen bin, will ich nun die Kreativität beleuchten, die Kreativität, die der Mann zu seinen geistigen Fähigkeiten rechnet.

Die Kreativität kann zur geistigen Leistung werden, wenn es um die Herausfindung neuer intellektueller Lösungen von Problemen geht. Dann wird Kreativität wie die Intelligenz zu einem Werkzeug, das geschult und perfektioniert werden kann. Wissenschaftler und Manager besuchen beispielsweise ›Kreativitätsseminare‹, um ihr produktives Denken zu fördern. Dagegen ist zunächst nichts einzuwenden. Wenn aber Kreativität zu einer Technik wird, um schneller Neues zu finden, dann hat diese Art von Kreativität nichts mehr mit schöpferischem Ausdruck zu tun.

Wenn Neues um des Neuen willen, im Sinne einer Leistung, gesucht werden soll, wird die kreative Idee sich selbst überlassen; sie bekommt ein Eigenleben und ist losgelöst von der Basis der Seele, vom Seelenausdruck.

Nun mag man einwenden, der Seelenausdruck gehöre in das Gebiet der Kunst, während die intellektuelle Kreativität etwas anderes sei. Das ist richtig. Wenn sich die Kreativität vom Seelenleben ablöst und sich mit dem Intellekt verbindet, dann wird Neues um des Neuen willen entwickelt. Hier beginnt der kreative Krebs. Das kreativ Neue verselbständigt sich, wird zu einem Wert für sich selbst, entwickelt sich weiter und weiter, von der Basis des Seelenlebens mehr und mehr weg.

Diese Kreativität befreit die Seele nicht, sie operiert davon völlig unabhängig. Das Schöpferische verselbständigt sich und löst sich auch von elementarer Ethik ab, wenn es sich vom individuellen Selbst gelöst hat. Die Kreativität geht eigene Wege, geht jeder Idee nach, gebiert Neues ohne Bezug zu den wirklichen Bedürfnissen des Menschen. Die schöpferische Potenz hat sich verselbständigt, macht sich zum Handlanger des Werkzeugs Intelligenz, löst sich vom Leben und wird so zu einer krebsartigen Wucherung. Vieles, was heute in wissenschaftlichen Industrielaboren mit Hilfe von Kreativität heraus- und weiterentwickelt wird, ist ein kreativer Krebs, der mit seelischer Gesundheit nichts mehr zu tun hat.

Die kreative Wucherung richtet sich schließlich gegen den Menschen. Er merkt es anfänglich noch gar nicht, denn er unterliegt der Meinung, die Kreativität des schöpferischen menschlichen Geistes müsse prinzipiell etwas Positives sein. Die Kreativität der Techniker und Physiker, die zu Tschernobyl geführt hat, läßt uns erschreckt aufmerken und schmerzlich bewußt werden, daß die Schöpferkraft des Mannes hier entartet sein könnte. Das meine ich, wenn ich von kreativem Krebs spreche.

Ein ausdrucksgehemmter Mann, der seelisch verholzt ist, kann auf intellektuellem Gebiet durchaus sehr kreativ sein. Er fühlt sich dann vielleicht sogar männlich, wenn er eine neue Formel herausfindet, die die Grundlage dafür bildet, Kunststoff so hart wie Stahl herzustellen, um eine Atombombe besser, schneller und ökonomischer zu ummanteln. Aber dieser Mann ist, psychologisch gesehen, nicht männlich, er ist in seiner Seele erkrankt, sogar gefährlich erkrankt, weil er selbst davon nichts bemerkt, bis er einen Herzinfarkt erleidet oder seine Frau ihn enttäuscht verläßt, er zum Psychotherapeuten geht und selbst dort nichts Inneres mehr ausdrücken kann, weil seine Blockierungen ihn so fest im Griff haben, daß er lieber sterben würde als Gefühle zu erleben, am wenigsten seine eigenen. Er beobachtet lieber die Gefühle anderer in einer Therapiegruppe oder am Bildschirm in einem Fernsehspiel.

Ausdruck ist Befriedigung für die Seele

Ausdruck ist Körperbewegung jeder Art, ist Tanzen, Gestikulieren, Grimassieren, Lachen, Springen, ist das, was jedes Kind völlig ungehemmt und losgelöst praktiziert. In diesem Herumtollen zeigt sich nicht nur Bewegungslust, sondern auch Ausdruckslust. Das Kind macht die Erwachsenen ungehemmt nach, versucht durch diesen Ausdruck, seine Seele wieder von den Eindrücken zu befreien.

Ich erinnere mich, wie ich als Kind jeden Erwachsenen, der mich durch sein Verhalten beeindruckte, imitierte und mich wunderbar dabei amüsierte. Meiner Mutter gefiel das nicht, denn sie sagte: »Du sollst die Erwachsenen nicht nachäffen.« Ich habe damals nicht verstanden, warum ich nicht durfte, was mir so viel Befriedigung verschaffte. Heute weiß ich, daß die Würde des Erwachsenen – in der Anschauung meiner Mutter – verletzt werden konnte. Auf diesen Gedanken bin ich damals nicht selbst gekommen, weil das nicht meine Absicht war.

Ich erinnere mich, daß ich meine Ausdruckslust dann in die Freundesgruppe verlegte und vor Erwachsenen ruhiger und stiller wurde. Ich habe mich bis etwa zum dreizehnten Lebensjahr auf der Straße, in den Gärten meiner Freunde und im Wald völlig ausgetobt und kam gegen Abend herrlich angenehm erschöpft nach Hause. Es war keinerlei Spannung mehr in mir, ich wurde täglich durch den Ausdruck alles wieder los, was sich auf meine Seele belastend gelegt hatte.

Mit der Pubertät aber wurde das anders. Plötzlich betrachtete ich mich im Spiegel und wollte erforschen, wie ich aussah, ob ich einem Mädchen gefallen könnte, und ich verglich mich mit anderen Jungen meines Alters. Ich ließ den Ausdruck nicht mehr ungehemmt aus meiner Seele fließen, sondern kontrollierte mich durch Selbstbeobachtung und verlor auf diese Weise nach und nach den natürlichen Charme.

Ich wollte älter wirken, als ich tatsächlich war, um dadurch auf Mädchen Eindruck machen zu können. Die Erwachsenenwelt mit ihrer Ausdruckskontrolle begann, mich anzuziehen und aufzunehmen. Das sind die typischen Vorgänge der Pubertät; man wächst in einen neuen Stil hinein, es ist der Übertritt von der Natürlichkeit zur Kontrolliertheit, zur inneren und äußeren Kontrolle – und leider auch zur Gehemmtheit. Die Spontaneität geht verloren, man läßt nicht mehr einfach heraus, was einen gerade bewegt, sondern sozialisiert sich, um nicht ›kindisch‹, ›naiv‹ oder ›tölpelhaft‹ zu wirken.

Ich glaube, es geht den meisten Jugendlichen ähnlich, wie es mir ergangen ist. Lange Zeit dachte ich, das wäre eine *normale* Entwicklungsphase gewesen, die völlig so in Ordnung wäre, um vom Jugendlichen zum jungen Mann heranzureifen.

Heute bedaure ich, daß ich diese Ausdruckslust und tiefe Befriedigungsmöglichkeit in mir gebremst und blokkiert habe. Glücklicherweise schrieb ich in einer Dachkammer Gedichte und malte Aquarelle. Die Ausdruckslust des Körpers hat sich ein Ventil gesucht, auf dem geistigen Gebiet des verbalen und visuellen Ausdrucks. Hier konnte ich, ohne mich beobachtet zu fühlen, ganz natürlich sein, allerdings nur für mich selbst und nicht vor anderen.

Die Zeit zwischen fünfzehn und zwanzig ist für viele eine Zeit des Rückzugs zu diesem mehr meditativ-musischen Ausdruck. Ich hörte damals auf dem Gymnasium von einem Lehrer den Satz: »Bis zwanzig schreibt jeder gern Gedichte, aber danach stirbt in den meisten der Poet.« Als Beispiel nannte er den Dichter Rimbaud. Ich dachte, das wäre ein natürlicher Vorgang. Heute weiß ich, das ist nicht natürlich; der Dichter stirbt nicht automatisch mit dem Erwachsenwerden, er stirbt auch, weil sich der Jugendliche schämt, als zu weich und zu sensibel angesehen zu werden.

Er will sich erneut anpassen, tüchtig, leistungsorientiert und männlich werden. Welch ein Jammer, denn die Poesie beginnt dann zu vertrocknen. Glücklicherweise ließ ich mich davon nicht beeinflussen; in einer Trotzhaltung widmete ich mich nun besonders intensiv der Malerei und der Lyrik. Die Befriedigung dieser Ausdruckslust war mir wichtiger, weil es um mein Glück ging; dieses Glück ließ ich mir nicht auch noch nehmen, nachdem die Körperausdruckslust versiegt war.

Heute weiß ich, jeder Mann sollte in eine *zweite Pubertät*

kommen, in der er seine Ausdrucksfähigkeit wiederentdeckt und für sich zurückgewinnt. Die ›Midlife-crisis‹ kann eine solche zweite Pubertät sein, in der er zu seinen natürlichen Quellen zurückfinden kann, wenn er entdeckt, daß er einer falschen Anpassung hinterhergelaufen ist.

Die Gehemmtheiten und Panzerungen können dann aufbrechen, und dahinter kommt die natürliche Ausdruckslust wieder hervor. Plötzlich wird wieder gleichgültig, was die anderen von dir denken, ob sie sich ärgern oder nicht, wie sie dich bewerten, ob du auf Frauen dadurch Eindruck machst oder nicht. Du erkennst, daß das Leben jetzt seine Mitte erreicht hat – vor dir liegt das Alter. Jetzt willst du nicht mehr älter und gesetzter wirken, sondern jünger. Jung sein aber heißt, sich spontan ausdrücken, am Ausdrucksfluß Lust empfinden, sich frei fühlen, sich befreien von Druck und Anpassung. Diese ›Midlife-crisis‹, über die viele die Nase rümpfen, ist psychologisch gesehen eine große Chance zur Lebendigkeit. Die erste Pubertät lief in die falsche Richtung: die zweite kann das wieder korrigieren.

Ausdruck beginnt, wieder Spaß zu machen, und die Seele findet Befriedigung durch Ausdrucksbefreiung; die Selbstkontrolle lockert sich. Ich habe beobachtet, wie solche aus der Erwachsenenstarre aufgewachten Männer um Vierzig wieder Gedichte schrieben, sich im Herbstwald im Laub wälzten oder sich mit ihrer Kamera aufmachten, um ein Spinnennetz im roten Glanz des Sonnenuntergangs zu fotografieren. Dieser schöpferische Ausdruck ist Befriedigung für die Seele. Der Mann entdeckt, daß es mehr Glücksmomente in seinem Lebenslauf gibt als Konsum und Orgasmus. Er kommt abends nach einem Ausdruckstag erschöpft nach Hause und fällt wohlig ausgelebt und befreit ins Bett. Er ist der inneren Verholzung, dem inneren Tod noch einmal von der Schippe gesprungen.

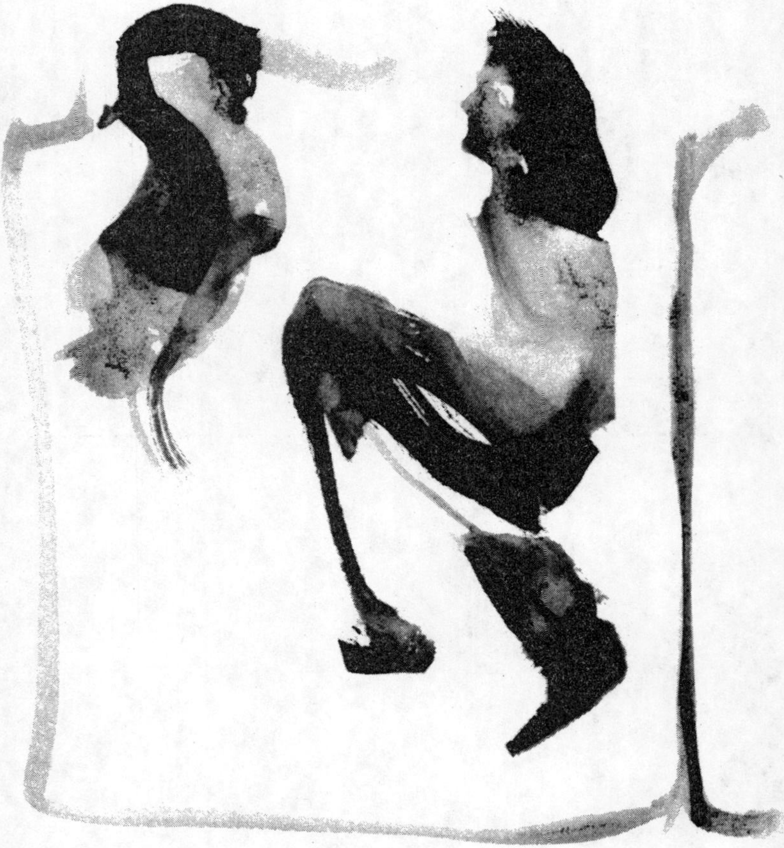

7. Kapitel
Verlust der Liebe

»Der Zweck des Lebens ist die Durchdringung all seiner Erscheinungen mit Liebe.«

LEO TOLSTOI

Männer haben Angst vor der Liebe; diese Aussage erscheint paradox, denn Männer gelten als triebbesessener als die Frau, viel abhängiger von der Sexualität; ihr Leben scheint sich also um ›die Liebe‹ in ihrem Zentrum zu drehen.

Die Liebe ist in allen Medien ein beliebtes Thema. Bücher über die Liebe erfreuen sich großer Lesernachfrage. In diesem Sommer befanden sich drei Bücher, die sich diesem Thema widmen, unter den ersten zehn Titeln der Taschenbuchbestsellerliste: einmal der Dauerseller von Erich Fromm ›Die Kunst des Liebens‹, von Franz Alt ›Liebe ist möglich‹ und mein Sachbuch ›Die Liebe‹. Ich war darüber angenehm überrascht, denn ich dachte, daß nach dem jahrzehntelangen Erfolg des von mir so geschätzten Erich Fromm kein anderes Buch mehr über die Liebe eine solch starke Nachfrage erreichen könnte. Das Thema ist eben noch nicht ausdiskutiert, vor allem nicht die Stellung des Mannes zur Liebe.

Ich denke, nach den vorangegangenen Kapiteln wird verständlich, daß der Mann ein kompliziertes Verhältnis zur Liebe haben *muß* aufgrund seiner Körper- und Vernunftfixierung, seiner Emotionsverdrängung, seiner Blokkierung der Freiheit des Erlebens, des Ausdrucks und seiner Flucht vor seinem eigenen Selbst. Es ist ›psycho*logisch*‹, daß er auch Liebesgefühle verdrängt und den Ausdruck seiner Liebesgefühle blockiert.

Wie bereits im ersten Kapitel beschrieben, reduziert er seinen Kontakt zur Frau vor allem auf die Sexualität, weil er sich körperbetont an seinen Trieb hält und diese Befriedigung für das wichtigste erachtet. Es ist jedoch völlig falsch, sexuellen Kontakt und geschlechtliche Befriedigung mit Liebe zu verwechseln. Darauf habe ich im ersten Kapitel ausführlich aufmerksam gemacht. Jedem Mann ist das auch durchaus klarzumachen, und in Gesprächen darüber nickt er verständnisvoll mit dem Kopf. Aber Verständnis und Wirklichkeit klaffen dennoch nach wie vor im Alltag weit auseinander.

Der Mann betätigt sich zwar sexuell, aber er fürchtet die Liebe. Sexualität und Liebe haben sich voneinander abgetrennt, genauso wie er sein Seelenleben (die Gefühle) von seiner Vernunft abgetrennt hat. Aber nur wenn Sexualität und Liebe zusammenfließen, entsteht eine Ganzheitlichkeit, die sowohl Glück als auch Lebensfreude zuläßt. Solange diese beiden Bereiche voneinander getrennt bleiben, wird die Geschlechterbeziehung seelisch immer unerfüllt verlaufen. Das muß ich nochmals so deutlich aussprechen, denn der siebte Irrtum des Mannes ist der ›Verlust der Liebe‹.

Das Grundproblem besteht für den Mann darin, seine Angst vor Liebesgefühlen zu verlieren. Dem stehen aber die vielen Barrieren seiner beschriebenen Gesamtstruktur im Wege.

Der Mann hat einerseits Angst vor der Liebe, aber seine Seele, sofern er nicht innerlich völlig verholzt ist, lebt. Der Mann möchte sich verlieben und lieben, leidenschaftlich sogar, aber er kann nicht. Er richtet seine Augen auf jedes vorbeigehende weibliche Wesen, er freut sich über jeden Kontakt, über jedes Gespräch mit einer Frau, er läßt sich gerne sexuell erregen, aber er verliert sich in dieser sexuellen Erregung und läßt die Liebe dabei auf der Strecke. Er verfolgt sein sexuelles Ziel, das er ins Zentrum gerückt hat, aber er verliert den Anschluß seines Seelenlebens. Das meine ich mit ›Verlust der Liebe‹.

Frauen stellen Sexualität weniger absolut ins Zentrum, da sie ganzheitlicher mit Vernunft, Trieb und Gefühl umgehen. Für die Frau ist Sexualität nur *ein* Ausdrucksfeld ihrer Liebesgefühle. Für den Mann dagegen ist Sexualität der Ausdruck eines körperlichen Aktionismus, wobei ihm Liebesgefühle, da er sie ja verdrängt, nicht so wichtig erscheinen.

Männer glauben, durch Entfaltung von Sexualität würde sich Liebe sozusagen von selbst einstellen, und sind enttäuscht, wenn sie hinterher ernüchtert feststellen, daß das eine nicht folgerichtig an das andere geknüpft ist. So wird der Mann mehr und mehr zu einem Sexjäger, und er hält das auch noch für typisch männlich. Er jagt nach Sex, um Liebe zu finden. Weil das der falsche Weg ist, jagt er weiter von Sexerlebnis zu Sexerlebnis und landet oftmals nur durch einen großen Zufall bei der Liebe.

Er sollte statt dessen zuerst Liebe fühlen und dann die

Sexualität folgen lassen. Über Sexualität zur Liebe zu gelangen, ist dagegen viel unwahrscheinlicher. Zuerst sollte sich die Liebe in der Seele ereignen, danach kann die Sexualität hinzukommen.

Die Gesellschaft unterstützt seine falsche Richtung, denn sexuelle Reize scheinen überall primär für ihn im Vordergrund zu stehen. Über Liebe wird dagegen so gut wie gar nicht geredet. Sexuelle Reize sind öffentlich geworden, Liebe ist ein nebulöser, unartikulierter Begriff; von den Büchern, die sich um die Definition von Liebe bemühen, jetzt einmal abgesehen. Im Vordergrund steht Sexualität, die Liebe ist dagegen das Unaussprechbare, das die Medien viel schwerer transportieren können.

Der Mann wird in unserer Gesellschaft visuell aufgeheizt, und er bleibt mit diesen Eindrücken auf einer oberflächlichen Stufe stehen. Er ist aufgrund seiner Blockierungen nicht in der Lage, seine Gefühlswelt nachfolgend zuzulassen.

Seele ist viel wichtiger, um Lebensglück und Sinn zu finden, als Körperlichkeit und Sexualität. Es ist ein Hauptanliegen dieses Buches, dem Mann das bewußtzumachen. Er soll sein abgetrenntes Seelenleben wieder zu sich heranziehen.

Ich möchte den Mann zur Liebe hinführen und damit alles bisher Aufgezeigte in einem Kreis schließen. Wenn der Mann zur Liebe findet, wird er ein integriertes, gesundes Wesen. Es ist die Aufgabe der Psychologie, dem Mann zur psychischen Gesundung zu verhelfen, denn die gesamte Umwelt, eingeschlossen die Frauen, sind gekränkt von seinem destruktiv wirkenden Einfluß.

Ist Liebe realisierbar?

Täglich erhalte ich Briefe, worin sich Leser und Leserinnen mit Erfahrungen der Liebe und deren Bedeutung für ihr Leben auseinandersetzen. Vor allem Frauen schwingen emotional mit meinen Aussagen mit, sie senden überraschend häufig Gedichte, in denen sie ihre Gefühle der Liebe und ihre Lebensfreude zum Ausdruck bringen. Von Männern erhalte ich vorwiegend rational-kritische Stellungnahmen mit der Frage: »Ist denn Liebe, so wie sie beschrieben wird, im Alltag tatsächlich realisierbar?« Mitunter wird das gar nicht mehr in Frage gestellt, sondern der Leser schreibt direkt: »Das alles ist ein schönes Ideal, aber das ist nicht realisierbar.« Damit ist die Thematik mit aller Problematik für ihn vom Tisch gewischt. Auf den wichtigen Aspekt der Realisierbarkeit muß ich deshalb etwas näher eingehen.

Wenn Liebe nicht realisierbar wäre, dann wäre sie ein Traumgebilde, ein Hirngespinst, eine bloße Idee. Für mich persönlich (und als Psychologe) ist Liebe aber keine Idee, sondern eine seelische Realität. Ich betone seelisch.

Liebe ist realisierbar, sie ist tatsächlich möglich, nicht nur in erfundenen Romanen und Fernsehfilmen, sondern auch im Alltag. Für denjenigen, der Liebe nur für eine Idee, ein Ideal oder eine Utopie hält, weil er angeblich Realist ist, hat die Liebe bereits eine Distanz erreicht, die ihm als Hindernis im Weg steht. Er muß diese kritische Distanzhaltung wieder aufgeben, um zur Liebe vordringen zu können.

Ich möchte Liebe nochmals definieren, damit deutlich wird, wovon wir überhaupt reden: Liebe ist eine Zuwendung, die sich nur in der Seele, im Emotionalen ereignen kann. Die Basis für die Entzündung von Liebe ist die Sensitivität, die Beeindruckbarkeit in voller Aufmerksamkeit. Liebe hat zur Voraussetzung, daß der andere Mensch in seiner Ganzheit total angenommen wird, er wird ganzheitlich betrachtet, und durch diese Achtsamkeit der sensitiven Aufnahme wird Beachtung und Achtung ermöglicht. Liebe entsteht durch volle Achtsamkeit, durch das Richten der gesamten Wahrnehmungsenergie auf diesen Menschen. Das ist nichts Selbstverständliches in unserer Welt voller Ablenkungen, Vorurteile und Eigeninteressen. Es ist schon eine bedeutende Sache, wenn ein Mann in der Lage ist, sich sensitiv für eine Frau *ganz* in Achtsamkeit zu öffnen. Diese Achtsamkeit hat nichts mit Konzentration zu tun. Je achtsamer er ist, desto näher ist er einer meditativen Haltung, die die Freiheit der Wahrnehmung ermöglicht.

Er mag durch sexuelle, oberflächliche Reize zunächst einmal aufmerksam werden, aber das kann nur ein Anstoß sein; für Liebe reicht das noch nicht aus. Zur Liebe muß mehr hinzukommen; Erich Fromm spricht zum Beispiel auch von ›Liebesfähigkeit‹. Dieser Begriff hat eine große

Bedeutung, er sagt, daß eine Fähigkeit entwickelt sein sollte, um die Liebe entfalten zu können. Eine Fähigkeit gilt als etwas Erlernbares. Nirgendwo aber wird diese Fähigkeit gelehrt; das Individuum ist hier ganz auf sich selbst gestellt; es muß die Liebe deshalb selbst entdecken und seine Fähigkeit, lieben zu können, in sich erkennen.

Die Liebesfähigkeit wird nach meinen Erfahrungen bereits in früher Kindheit angelegt, und sie entwickelt sich durch Sensitivität weiter und weiter. Natürlich gibt es Männer, die durch frühe Störungen und Verdrängungen ihrer Sensitivität ihre Liebesfähigkeit nie entwickeln konnten. Sie haben auf diesem Gebiet einen ›blinden Fleck‹, man kann ihnen von Liebe vorschwärmen, es gelingt ihnen dennoch nicht, nachzuempfinden, was damit gemeint ist. Sie halten das Reden von Liebe sogar für eine seltsame Marotte, für eine schwärmerische, romantische Konstruktion des Denkens, denn es fehlt ihnen das emotionale Bindungsglied, um den Kontakt zu einem Erlebnis in ihrer Seele herzustellen. Was ich nie gefühlt habe oder vermieden habe, zu fühlen, halte ich dann für eine Idee.

Leider sind viele Männer aufgrund fehlender Liebeserfahrungen in der Kindheit und Jugend tatsächlich nicht in der Lage, nachzufühlen, wovon hier geredet wird; sie können den seelischen Aspekt der Liebe nicht nachvollziehen; für sie existiert deshalb nur Sex, Besitznahme, Eifersucht und die Partnerschaftsvereinbarung: »Du gehst mit mir, oder du gehst nicht mit mir.« Alle schönen Worte über die Liebe bleiben für sie nur Worte; sie hören die Worte, aber sie können sie nicht mit einem seelischen Inhalt füllen.

Ein Mann sagte zu mir einmal: »Ich habe dein Buch gelesen, aber wenn du mich jetzt fragen würdest, was darin stand, ich weiß überhaupt nichts mehr. Es war für mich wie arabische Teppichornamente, viele Ornamente, alle ähnlich, aber weil sie sich so ähnlich sind, kann man nichts davon behalten. Ich könnte jetzt nichts wiederholen.« Das ist sehr treffend bildhaft ausgedrückt. Für ihn waren die Gedanken nur ein Teppich aus Worten, wie ein Geräusch; aber es hat sich keine Melodie herausgebildet, denn er hat den lebendigen Sinn, der hinter den Worten liegt, nicht erfassen können. Deshalb sage ich immer: Worte bleiben oberflächlich, mit Sinn kann sie nur der Empfänger füllen; das übersteigt dann den guten Willen des Absenders.

Über Liebe kann man viele Worte machen; sie sind nicht das Erlebnis selbst; hinter den Worten kann der Leser das Erlebnis vielleicht ahnen oder ein eigenes Erlebnis wiedererkennen.

Liebe ist keine Idee, sie ist kein abstraktes Muster, sie ist real, aber nur dann, wenn in die Realität mit den Sinnen und der Seele hineingegangen wird. Liebe entsteht durch diese Offenheit zum Risiko, sich dem seelischen Erleben auszusetzen – sich aufzuschließen. Erst Bereitschaft zur Liebe ermöglicht die Liebe. Liebe ist deshalb keine Fähigkeit im Sinne einer Leistung, sondern im Sinne der Bereitschaft achtsamer Aufnahme. Liebe entsteht durch die Ganzheit der Offenheit von Körper, Seele und Geist, wobei der Seele im Zentrum des Lebens eine besondere Schlüsselfunktion zukommt. Liebe ist realisierbar. Je seelisch offener ein Mann ist, desto leichter kann er sich verlieben, je verschlossener er ist, desto schwieriger oder unerreichbarer ist für ihn das Erlebnis Liebe. Wenn er Liebe für eine unrealistische Idee hält, merkt er gar nicht, wie er sich von der Wirklichkeit abgetrennt hat. Er ist anästhesiert und spürt nichts mehr. – Ein betäubter Fuß spürt keinen Schmerz. Es wäre jedoch verkehrt, dann anzunehmen, das Streicheln des Fußes könne keine Gefühle auslösen.

Viele Männer haben sich in einen seelischen Zustand der Unempfindlichkeit manipuliert; sie glauben dann, Liebe wäre ein Phantasieprodukt, weil sie sich schützen wollen vor Gefühlen dieser Art. Meine Analyse zeigt, daß hinter dieser Anästhesie der Seele die große Angst verborgen liegt, von dem Risiko der Lebendigkeit berührt zu werden, aber auch eine geschehene Verletzung, die den Verlust von Lebendigkeit verschmerzen will. Für solche Männer Liebe realisierbar zu machen, bleibt starken, mutigen Frauen vorbehalten, die nicht enttäuscht kapitulieren, sondern mit ihrer Risikobereitschaft zur Liebe dem Mann die Seele aufschließen.

Liebe ist mehr als eine Anziehung zwischen Mann und Frau

Ich habe immer wieder darauf hingewiesen, daß Liebe viel mehr ist als die Anziehung zwischen Mann und Frau. Sie ist ein allgemeines seelisches Phänomen, das nicht nur auf den Kontakt von Mensch zu Mensch beschränkt ist, sondern den Kontakt zur gesamten Umwelt, vor allem auch zur Natur, mit einschließt. Liebe besteht nicht aus dem Vorgang, Liebe innerlich zu entwickeln – es wird also nicht eine übermenschliche Anstrengung oder gar Leistung erwartet –, Liebe beinhaltet auch, daß wir ja ständig *bekommen,* etwa von der Sonne, von den Pflanzen, von den Bergen, dem Meer und den Tieren.

Wenn ich mich in die Sonne lege und die Strahlenenergie sich auf meinem Körper ausbreitet und der Wind über meine Haare streicht, dann empfinde ich das als eine Beglückung empfangener Liebe. Ich sage oft: »Du wirst geliebt in einem Strom dieser gesamten Energie – wie kannst du da jemals einsam sein oder gar isoliert?« Wir können täglich diese Energie empfangen, einen Strom von Liebe, der uns beglückt, und wir geben unsere Liebe durch Geöffnetheit wieder zurück, durch liebende Beachtung dieser

Schönheiten; dadurch entsteht Achtung und Dankbarkeit, die wiederum zur Verantwortlichkeit führt. Diese Verantwortlichkeit kommt aus dem Herzen der Seele, nicht als Pflichtgefühl aus dem Verstand. Pflicht und Wille sind Forderungen des Verstandes, der Liebe aber entspringt die Verantwortlichkeit, zu schützen, zu helfen und zu heilen; das geht viel tiefer in den Sinn des Lebensglücks hinein und hat deshalb mehr Kraft und Bestand.

Von einer Leserin erhielt ich vor kurzem einen Brief, in dem sie ihre aufgeschlossene Liebe zur Natur beschreibt: »Ich habe jetzt noch drei Wochen Wanderurlaub alleine vor mir: herrlich! Oberhalb von Zell im Wiesental in einer wunderbaren Natur. Ich versuche, Ihnen eine ›Meditation‹ darüber aufzuschreiben: Es ist früh am Nachmittag. Ich sitze auf einer Bank. Zur Rechten rauscht ein Bach, um mich herum singen Zikaden, und vor mir liegt ein weiter Blick auf all die zart vom Dunst verschleierten, sanft hügeligen Berge. Ab und zu sind ihre Wälder von grünen Wiesenflächen durchbrochen, auf denen sich Wege wie helle Bänder dahinschlängeln. Weiter unten gehen die dunklen Nadelbäume in rötlich, goldgelb und rostbraun leuchtende Laubwälder über.

Vor mir neigt sich ein saftiggrüner Wiesenabhang sanft zu einer Birkenreihe hinab. Die Blätter flimmern silbern im Sonnenlicht. Dahinter breiten sich vereinzelt Ackerteppiche aus. Auf einem Ackerpfosten sitzt ein Bussard. Kühe grasen auf den Wiesenmatten, und ihre Glocken läuten. Über allem ruht ein sanft-blauer, weiter Himmel mit weißen, zart gewellten Wolkenbänken. Es weht ein leichter Windzug, die Erde riecht herb-würzig nach Herbst; aus der breiten, goldenen Krone einer alleinstehenden Esche hinter mir fällt ab und zu raschelnd ein Blatt herunter.

Jetzt fliegt der Bussard von dem Pfosten auf und zieht nach ein paar Flügelschlägen seine stillen Kreise, bis er plötzlich pfeilschnell mit kurzen Rufen in dem tiefergelegenen Laubwald verschwindet. Wie verzaubert träumend ruht das Land in seiner wunderbaren, bewahrten Schönheit, Stille und Einsamkeit. Die fast unheimliche Stille erfaßt einen, und es ist herrlich wohltuend, sich darin eintauchen zu lassen. Diese wunderbare Atmosphäre grüße ich zu Ihnen hin.«

Sie schreibt: »Und es ist herrlich wohltuend, sich darin eintauchen zu lassen.« Also nicht nur aktiv darin eintauchen, sondern sich »darin eintauchen zu lassen«. Dies bedeutet, daß sie sich losgelassen hat, um sich eintauchen zu lassen. Die Natur kommt dir entgegen mit ihrer Energie, sie gibt dir Zärtlichkeit, die es dir erleichtert, dich in sie eintauchen zu lassen. Es entsteht ein Liebesverhältnis zwischen Seele und Natur. Liebe empfangen und Liebe zurückgeben, durch das Loslassen aller ›Wenn und Aber‹ sich hingeben und sich eintauchen lassen. Dieses Liebesprinzip ist weder weiblich noch männlich; im Seelischen werden männlich und weiblich zu Einem, ein Empfangen und Geben findet statt; es ist wechselseitiger Energieaustausch. Auf dieser emotionalen Ebene verschwindet der sexuelle Aspekt, der nur ein kleiner Teil im gesamten Liebesgeschehen darstellt.

Ich breite die Arme aus und umfasse die Liebe, und dann zeige ich den kleinen Teil der Sexualität, der darin enthalten ist, mit Daumen und Zeigefinger.

Nun will ich ein Gedicht von Gottfried Benn zu dem Brief der Leserin in Beziehung setzen. Benn stellt sein Naturerlebnis dar, wenn der Sommer sich langsam in den Herbst hinüberlehnt.

Astern

Astern – schwälende Tage,
alte Beschwörung, Bann,
die Götter halten die Waage
eine zögernde Stunde an.

Noch einmal die goldenen Herden
der Himmel, das Licht, der Flor,
was brütet das alte Werden
unter den sterbenden Flügeln vor?

Noch einmal das Ersehnte,
den Rausch, der Rosen Du –
der Sommer stand und lehnte
und sah den Schwalben zu,

noch einmal ein Vermuten,
wo längst Gewißheit wacht:
die Schwalben streifen die Fluten
und trinken Fahrt und Nacht.

Das ist das Gedicht eines *Mannes*, eines Intellektuellen. Benn war Arzt, ein vielbeschäftigter Mann, der seine Seele nicht vom Verstand abgetrennt hat. Dieses Gedicht enthält viel Seelisches, in der ganzen Zartheit und Zerbrechlichkeit, dessen die Seele fähig ist. Er schreibt die herrlichen Sätze: »Die Götter halten die Waage eine zögernde Stunde an. – Der Sommer stand und lehnte und sah den Schwalben zu. – Die Schwalben streifen die Fluten und trinken Fahrt und Nacht.« So wunderbar kann ein Mann mit Worten und deren Inhalten einen Sinn gestalten, der jenseits von Rationalität, Vernunft und Intellekt aus der Seele fließt. Solange Männer solche Gedichte schreiben, ist der Mann und ist die Liebe nicht verloren.

Dieses Gedicht ist um Gottes willen – ich höre schon wieder die Einwände – nicht ›unmännlich‹. Es ist menschlich, weder weiblich noch männlich, noch unweiblich oder unmännlich.

Ein solches Gedicht kann nur ein liebesfähiger Mensch schreiben: »Noch einmal die goldenen Herden, der Himmel, das Licht, der Flor. – Noch einmal das Ersehnte, den Rausch, der Rosen Du.« Hier drückt er seine Sensitivität aus für das, was geschieht, was er über die Sinne erlebt: die Energie der Liebe, die ihn beflügelt. Und er fragt: »Was brütet das alte Werden unter den sterbenden Flügeln vor?« Seine Sinne sind nicht nur von den oberflächlichen Reizen fasziniert, er denkt an »altes Werden unter sterbenden Flügeln«. Die Zeilen haben eine tiefe psychologische Bedeutung und erfassen eine Erkenntnis: Altes Werden unter sterbenden Flügeln, es mag brüten. Man kann sich fragen: Was brütet es hervor? Jedoch: Es ist längst vergangen. Und welchen Sinn kann es also haben, etwas hervorzubrüten?

Altes Werden ist vergangen. Psychologisch bedeutet das: kein Werden mehr, altes Werden hinter sich lassen, nichts mehr hervorbrüten, sondern in die aktuelle Wirklichkeit hineingehen, in das, was jetzt ist – und das lieben.

Dann das vitale Bild der letzten Zeile: »Die Schwalben streifen die Fluten und trinken Fahrt und Nacht.« Das ist natürlich keine naturalistische Darstellung, denn Schwalben trinken weder Fahrt noch Nacht. Dennoch ist die Beobachtung treffend, denn die Schwalben streifen so dicht über das Wasser, als würden sie Energie daraus ziehen, und sie atmen dabei die bevorstehende Nacht dieses Spätsommertages in rasendem Flug ein.

Dieser Poesie gelingt, daß ich mich in diesem Moment selbst als Schwalbe fühle, und ich trinke Fahrt und Nacht, ich trinke diese Energie des Augenblicks und fühle die Liebe der gesamten Existenz.

Gottfried Benn, ein Mann, der sich öffnet und ausdrückt, der ein solches Gedicht schreibt – das macht mich glücklich und gleichzeitig traurig, weil so wenige Männer so männlich sind.

Brauchen wir erst eine Revolution?

Ich wollte mit den Betrachtungen über die beiden Naturbeschreibungen dieses Buch abschließen. Was sollte ich dem noch hinzufügen? Da erreichte mich ein Brief von einem Mann, der mich zu einer Antwort drängt. Der Leser, ein Lehrer, schreibt: »Die Gedanken über die Liebe sind realistisch und doch tröstend. Vieles war geradezu Balsam für meine Seele. Aber ich habe die Befürchtung, daß im Alltag wieder alles verlorengeht. Wir brauchen eine Revolution, die die gesamte Gesellschaft umwandelt, damit man die Liebe leichter realisieren kann. Du solltest als Psychologe viel bahnbrechender und fordernder mit Nachdruck an die Öffentlichkeit treten, in die Politik eingreifen, damit wirklich etwas Konkretes geschieht.«

Ich will versuchen, darauf verständlich zu antworten. Der Leser hat etwas empfunden, das mich freut: Er sprach von »Balsam für meine Seele«. Wenn er das so spürt, dann ist das wunderbar, und es genügt. Ich sehe jedoch einen Widerspruch zwischen dem Gefühl Balsam und der Forderung nach einer Revolution. Wer von Liebe spricht und zur Liebe hinführen will, kann nicht eine Revolution fordern und mit »Nachdruck« auftreten. Balsam, Liebe und Revolution schließen sich gegenseitig aus.

Ich verstehe den Wunsch nach Verbesserungen der gesellschaftlichen Verhältnisse, nach einer Umwandlung, nach Entlastungen von den vielen Problemen und Schwierigkeiten, die durch die Gesellschaft entstanden sind. Natürlich ist vor allem der Mann ein Kind dieser Gesellschaft, geprägt von ihren Normen, als Leidender und als Handelnder.

Es geht mir nicht um politische Einflußnahme, um ›bahnbrechende‹ Gesellschaftsveränderung, es geht mir um die innere Wandlung – hier, in den Aussagen des Lehrers, handelt es sich um eine individuelle Aufgabe, aber auch hier findet sich wieder eine typische männliche Einstellung: Er denkt, wenn er etwas als sinnvoll erkannt hat, müßte es sofort in Form einer revolutionären Bewegung nach außen getragen werden und die Gesellschaft bahnbrechend verändern.

Meine Auffassung ist viel realistischer, weit entfernt von dem Gedanken an eine äußere bahnbrechende Revolution. Der Gedanke hat etwas Verführerisches: Man will die äußeren Verhältnisse ändern, um sich dadurch die innere Arbeit zu erleichtern. Ist das nicht eine typisch männliche Flucht, die eigenen Schwierigkeiten zu sehen, die durch die Gesellschaft mitverursacht sind und die dann – anstatt nach innen zu gehen – mit äußeren Programmen leichter gelöst werden sollen? Ich meine: Zuallererst sollte man sich nach innen wenden, die Revolution nach innen tragen, und dann erst nach außen schauen.

Wir sollten erst sehen, was innen tatsächlich geschieht,

bevor wir beurteilen, ob wir dann eine äußere Revolution noch für erstrebenswert halten.

Gefährlich halte ich außerdem den Gedanken an die gesellschaftliche Revolution unter folgendem Aspekt: Man denkt dann schnell, ja, wenn erst die äußeren Verhältnisse anders sind, ja, dann werde ich mich ändern. Das ist die Abwälzung der Selbstverantwortung für das eigene Leben – für das Jetzt, Hier, Sofort – auf eine gesellschaftliche Umwandlung.

Natürlich wäre eine Wandlung der Gesellschaft nützlich, möglichst schnell. Aber wie soll die Revolution aussehen? Ich sträube mich dagegen, diese Revolution mit jeder mir bekannten Revolution zu vergleichen. Es stört mich die breite Spur von Leid, die jede Revolution hinter sich hergezogen und neues Leid aufgeschichtet hat. Eine solche Revolution brauchen wir nicht.

Die Revolution im Inneren ist etwas ganz anderes. Hier handelt es sich um eine individuelle, geistig-seelische Revolution, die zur Liebe führt. Diese Revolution kann niemand anzetteln oder anführen, sie ist ein individuelles Ereignis. Nicht einmal missionieren oder überreden sollte man den Menschen dazu. Die Schönheit der Liebe ist nicht über missionarischen oder revolutionären Eifer vermittelbar. Liebe ist stiller und zarter, als der tateneifrige Mann glaubt. Liebe ist die Revolution der Stille und der andächtigen Betrachtung der Dinge.

Dieses Buch will den Mann zur Liebe hinführen, es will ihn ruhig machen, aus seiner Hektik herausholen, ihm die Welt seiner Seele, seiner Gefühle und das verlorene Selbst vor Augen halten.

Der Inhalt dieses Buches kann zum Beispiel nicht im Fernsehen verkündet werden oder auf Wahlplakaten stehen. Mit ›bahnbrechendem‹ Auftreten eines guruhaften Missionseifers würde gerade das, worum es geht, ins Gegenteil verkehrt werden.

Die innere Revolution geschieht in der Stille; sie braucht Stille und würde in Massenveranstaltungen niedergetrampelt; gerade dort kann sie sich nicht entfalten. Das Buch ist das richtige Medium, um die Botschaft zu vermitteln. Ich bin überzeugt davon, daß das Buch sogar mitunter besser geeignet ist als ein persönliches Gespräch. Im Gespräch besteht die Ablenkung durch die Vielzahl der Reize, die vordergründig verarbeitet werden müssen: Die äußere Erscheinung des Sprechers, der Klang der Stimme, die erotische Ausstrahlung, Sympathie, Antipathie – das alles lenkt von der Botschaft ab.

Lesen vermittelt Ruhe. Der Leser nimmt das Buch zur Hand, wenn er bereit ist, wenn er Zeit hat und Stille um ihn gewährleistet ist. Er wird durch nichts von den Gedanken abgelenkt, er kann sich vertiefen, kann nachdenken, solange er will. Er kann einen Satz zweimal, dreimal lesen, er kann eine Pause einlegen, er fühlt sich nicht herausgefordert, sich selbst als Person zu profilieren, wie etwa in einem Gespräch. – Ich habe oft beobachtet, wie das tiefe Verstehen gestört ist, weil der Zuhörer dabei ständig überlegt, mit welchem klugen Einwand er sich profilieren kann. Diese Hindernisse für das Verständnis entfallen beim Lesen.

Der Autor trifft den Leser oft zu den wirklich entspannten Stunden an, zum Beispiel kurz vor dem Einschlafen oder im Urlaub, wenn der Streß des Alltags von ihm abfällt und er bereit ist, den Gedanken des Autors und seinen eigenen zu folgen. Das Buch ist das effektivste Medium für den pfadlosen Weg in die innere Revolution. Ich halte das Buch für ein Therapeutikum – es kann wirklich ›Balsam für die Seele‹ sein.

Wir sollten nicht auf eine äußere Revolution warten – Gott schütze uns vor solchen Revolutionen. Es geht um psychische Erkenntnis, um die Stille der Meditation der Liebe. In diesem Sinne habe ich die sieben Irrtümer der Männer vor unseren Augen ausgebreitet. Wenn die Männer ihre Irrtümer in Stille in sich selbst erkennen und auflösen, in Liebe zu sich selbst, zur Frau und zur Natur, dann brauchen wir keine bahnbrechende äußere Revolution mehr, denn dann wandelt sich der Alltag ganz von selbst. Aber auf diese äußere Wandlung sollte keiner passiv warten. Jetzt ist mein Leben, jetzt stehe, sitze oder liege ich hier, jetzt atme ich. Liebe atmet achtsam Eindrücke ein, und sie atmet Zärtlichkeit aus. Das ist die innere Revolution, die die Welt wirklich braucht und verbessert. Nur das.

Nachsatz

»Zuerst müssen sich die Männer seelisch verändern, bevor sich in der Welt etwas positiv verändert.«

Gedankenaustausch

Durch Leserbriefe, die ich täglich erhalte, weiß ich, wie viele einen Gedankenaustausch mit Gleichgesinnten in ihrer Umwelt vermissen. So kam ich auf die Idee, einen *Briefclub* für Interessierte zu gründen. Deshalb habe ich eine Adreßkarte für Leserinnen und Leser dieses Buches entwickelt, die mit anderen Lesern gerne in einen Gedankenaustausch treten wollen.

Daß ein Bedürfnis danach besteht, ist aus vielen Leserbriefen zu ersehen, die ich täglich erhalte. Ich war sehr überrascht, wie viele Leser malen, Gedichte schreiben und eigene kreative Ideen entwickeln. Sie leiden oft darunter, daß sie selten Gesprächspartner im Alltag finden, weil viele eine Scheu davor haben, sich zu offenbaren. Es gibt viele Menschen, die sich in unserer normierten Anpassungsgesellschaft ein eigenständiges Seelenleben bewahrt haben und weiter bewahren wollen. Darüber in Kommunikation zu treten und sich auszudrücken, das sollte auf jeden Fall gefördert werden, und zwar auch durch diesen für die Leserinnen und Leser meiner Bücher schon 1994 ins Leben gerufenen Service.

Die Adressen werden von meinem Sekretariat in einer Datenbank gespeichert und jedem Interessenten zur Kontaktaufnahme als Liste zugesandt, nach männlich/weiblich und nach Wohngebiet, Bundesland (bzw. Postleitzahl) geordnet. Der Empfang der Adressenliste verpflichtet Sie natürlich zu nichts. Und Sie können Ihre Daten selbstverständlich, wenn Sie nicht mehr mitmachen wollen, jederzeit wieder löschen lassen und sind auch nicht verpflichtet, alle Kontaktinteressenten anzuschreiben oder auf Briefe, die Sie erhalten, aber nicht interessant finden, zu antworten. Der Gedankenaustausch sollte völlig frei sein und keine Verpflichtung bedeuten. Die Gesamtzahl der Teilnehmer beträgt derzeit 1030 Frauen und 526 Männer. Schneiden Sie die folgende Adreßkarte aus, und senden Sie sie mit einem einmaligen Beitrag für die Organisationskosten (25 Euro in Scheinen oder als Scheck im Brief) an das

Sekretariat der Praxis P. Lauster
Usambarastr. 2, 50733 Köln.

Es wäre schön, wenn durch diese Aktion ein Netz geistiger Verbundenheit vieler Menschen entstehen könnte.

Vorname: ____________________ Name: ____________________
Straße: ____
PLZ: ____________ Ort: ____________________________
Geburtsjahr: ______ Hobby(s): ____________________
Interessengebiete:
____
____
____
____
____

Ich bin damit einverstanden, daß meine Adreßkarte an Leser(innen) weitergegeben wird, die an einem Gedankenaustausch interessiert sind:

Datum: ____________ Unterschrift: ____________________

… das Leben gestalten

Peter Lauster

Menschenkenntnis

Körpersprache, Mimik und Verhalten

Peter Lauster

Selbstfindung

Meditationen zur Entspannung und Loslösung

Peter Lauster

Ausbruch zur inneren Freiheit

Mut, eigene Wege zu gehen

Peter Lauster

Der Sinn des Lebens

Vom Glück der Selbstfindung

Peter Lauster

Lassen Sie sich nichts gefallen

Die Kunst, sich durchzusetzen

Peter Lauster

Liebeskummer als Weg der Reifung

Peter Lauster

Die sieben Irrtümer der Männer

Der Mann muß zur Besinnung kommen

Peter Lauster

Geheimnisse der Liebe

Sich selbst finden – den anderen entdecken

Peter Lauster

Wege zur Gelassenheit

Die Kunst, souverän zu werden

Peter Lauster

Das Lauster Lebensbuch

Heilende Gedanken zur Selbstentfaltung und Befreiung

... Erfolg im Beruf

Peter Lauster

Der Begabungstest

Talente selbst entdecken und entfalten

Peter Lauster

Persönlichkeit

Ein Beratungs- und Testprogramm
zu Ihrer persönlichen Entfaltung

Peter Lauster

Statussymbole

Eine Demaskierung
der menschlichen Eitelkeiten

Peter Lauster

Intelligenz

Das Trainings- und Testprogramm

Peter Lauster

Berufswahl

Interessenfindung und Information
für Ausbildung, Studium und Berufswechsel